汉竹编著·亲亲乐读系列

只长24斤

孕期体重管理

杨 虹 主编

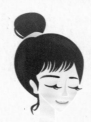

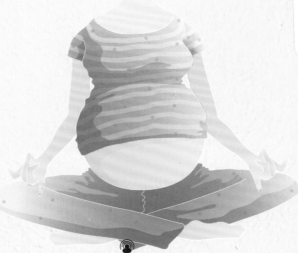

汉竹图书微博
http://weibo.com/hanzhutushu

江苏凤凰科学技术出版社
全国百佳图书出版单位

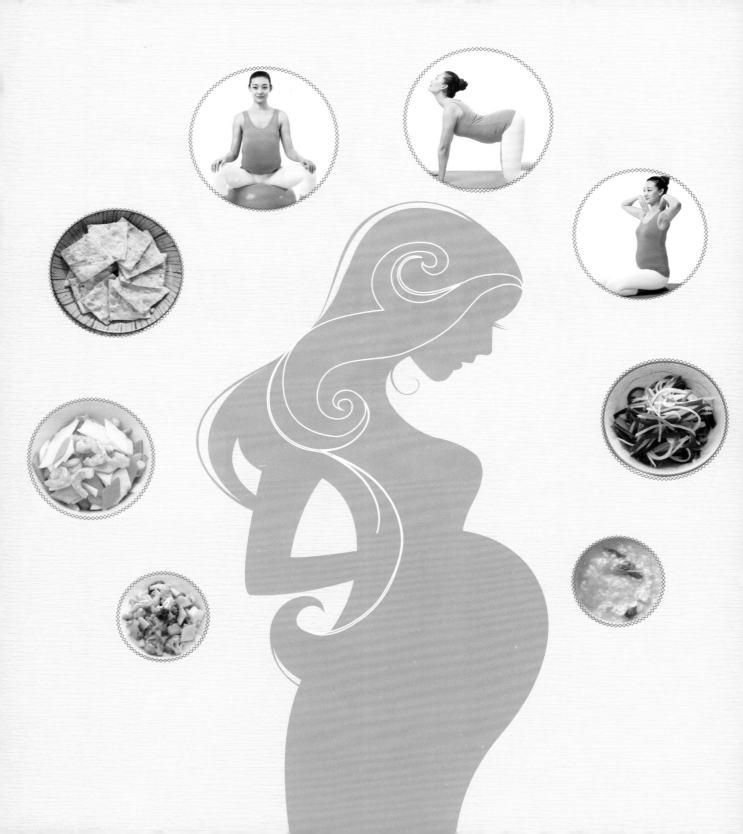

编辑导读

"怀孕能不能不长胖?"

"孕期体重总共要增重多少才好?"

"孕期体重飙升怎么办?"

"生完宝宝还能瘦回去吗?"

......

相信很多女性都担心怀孕后自己会变胖、变丑,其实,怀孕也可以让女性越孕越美,而这个美丽秘诀就是管理好孕期体重——让孕期只长 24 斤。

本书为孕妈妈合理规划孕期每月增重计划,结合 10 个月孕期及产后的饮食与运动,让孕妈妈真正做到长胎不长肉,远离妊娠糖尿病、妊娠高血压疾病、妊娠纹、下肢水肿、静脉曲张等孕期不适。

本书直观给出饮食热量,并提供专业的孕期运动示范动作,让孕妈妈科学、健康地控制体重,全程细心守护孕妈妈的美丽健康,让孕妈妈无后顾之忧,不用担心怀孕长太胖、产后瘦不下来,可以安心地孕育胎宝宝、踏实地享受孕期生活。

孕期到底该增重多少

怀孕并不一定要长胖哦！孕妈妈只要控制好体重增长情况，照样可以做一个苗条的孕妈妈，而且只要宝宝一生下来，孕妈妈就可以在短时间内恢复到孕前的状态，成为时尚漂亮的辣妈，还在等什么，赶快来学习一下怎样管理体重吧！

了解孕期增重从测算 BMI 开始

孕前体重标准的女性，整个孕期的体重增长控制在 12 千克最为合适；孕前偏胖的女性和孕前偏瘦的女性，孕期体重增长应视情况减少和增加相应量。怎么判断自己是偏胖还是偏瘦呢？下面就用体重指数（BMI）来看一下吧。

BMI 的计算公式：

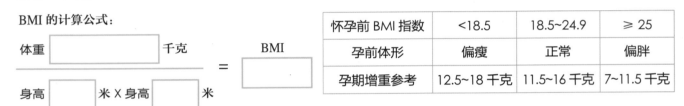

怀孕前 BMI 指数	<18.5	18.5~24.9	≥ 25
孕前体形	偏瘦	正常	偏胖
孕期增重参考	12.5~18 千克	11.5~16 千克	7~11.5 千克

单胎孕妈妈体重增长曲线

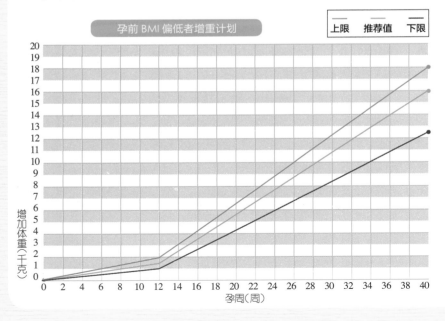

孕前 BMI 偏低者增重计划

上限　推荐值　下限

增加体重（千克）

孕周（周）

偏瘦孕妈妈

孕前体重偏轻的孕妈妈，胎宝宝相对也容易出现体重低的情况。身材偏瘦的孕妈妈整个孕期增重可比普通孕妈妈多一些，但也不是增长越多越好，一定不要超过 18 千克。孕妈妈可在正餐中多补充优质蛋白，吃富含脂类和维生素的食物，以便有效增重，也可在正餐间吃两三次零食，零食应选择酸奶、干果等。

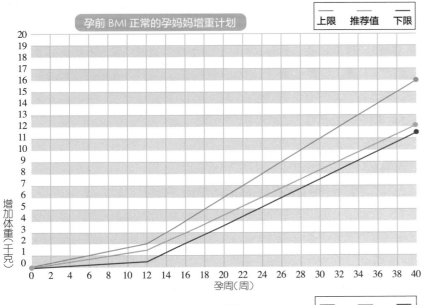

标准体重孕妈妈

孕前体重标准的孕妈妈体重相对好管理，保证体重合理增长，整个孕期的理想增重约 12 千克，只要坚持正常饮食，适度运动即可。需要注意的是，孕妈妈不要看到别的孕妈妈多吃或少吃就跟着多吃或少吃，坚持均衡饮食是最适合的饮食方案。

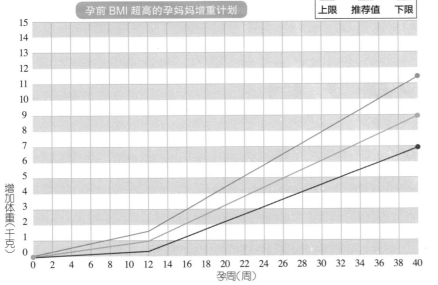

偏胖孕妈妈

孕前体重偏重的孕妈妈要注意防止体重增长过快，否则不仅自身容易患上妊娠高血压疾病，同时也增加了发生巨大儿的概率。因此，整个孕期最好将体重增长控制在 9 千克左右。偏胖孕妈妈体重控制方法是调整好饮食营养与热量的摄入，绝不是单纯的节食。

双胎孕妈妈——可适当多增加一些体重

怀上双胞胎是件让人羡慕的事情，不过也需要提醒双胎孕妈妈注意控制体重增长。双胎孕妈妈的增重是要多于单胎孕妈妈的，一般孕期体重要增加 15.8~20.4 千克。但如果增重太多的话，对胎宝宝并没有好处，还会增加孕期并发症的概率，如妊娠糖尿病、妊娠高血压疾病等。

孕1月

孕2月

孕3月

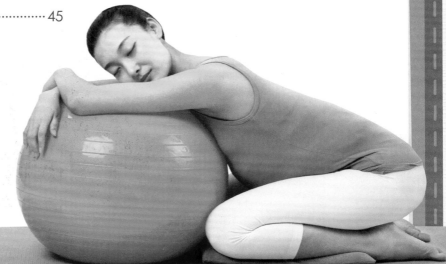

孕4月

孕 5 月

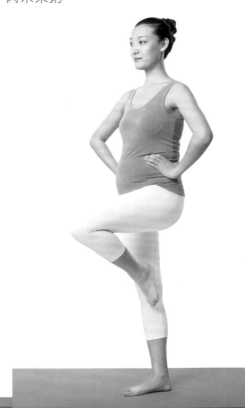

孕6月

孕7月

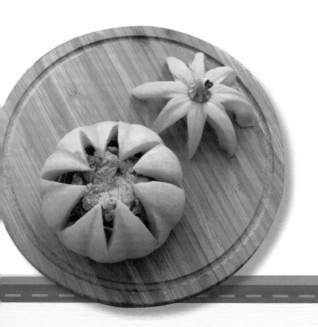

孕 8 月

孕9月

孕 10 月

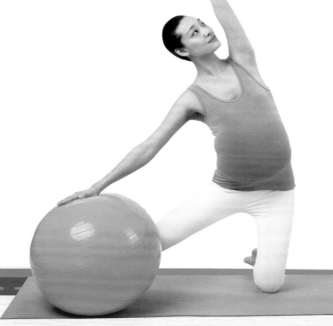

产后瘦身

孕 1 月体重增长目标①

体重标准孕妈妈本月增长目标
0.5 千克

体重偏轻孕妈妈本月增长目标
0.5 千克

体重偏重孕妈妈本月增长目标
0.3 千克

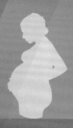

注①：因个体之间存在差异，本数据仅供参考。

孕1月

孕1月，胎宝宝的悄然到来并没有给孕妈妈带来多少变化，孕妈妈的体重基本和孕前持平。

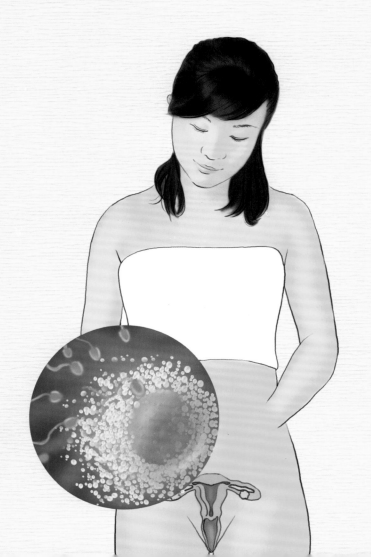

孕妈妈胎宝宝变化

孕 1 月，胎宝宝悄然到来。到本月末，胎宝宝已在子宫内"安家"并快速发育了，这也让孕妈妈的身体有了一些变化，不过这些变化大部分孕妈妈都还感受不到。

孕妈妈还没有强烈反应呢

本月，大多数孕妈妈还不知道自己已经怀孕了，但胎宝宝却已经在孕妈妈的子宫内"安营扎寨"并悄悄成长了。子宫的大小没有什么改变，子宫壁因为受精卵着床而变得柔软并且开始增厚，乳头会变硬、颜色变深，较以前更敏感了。到了月末，一些较敏感的孕妈妈可能会出现疲劳、乏力、嗜睡等症状，但孕妈妈千万不要误以为是感冒了而乱吃药。

此时，即便孕妈妈没有明显感觉，也要注意保持良好的生活习惯，以完美的状态来迎接胎宝宝。

胎宝宝像个小海马

这个月的前两周，精子和卵子分别寄存在备育男性和备孕女性的身体内。月经结束后，备孕女性体内新的卵子发育成熟，到孕 2 周时，成熟的卵子与那颗最棒的精子结合，形成受精卵，新生命宣告诞生。

受精卵游进子宫腔，然后停留 3 天左右，等子宫内膜准备好后，与子宫内膜接触并埋在子宫内膜里，完成"着床"。

到本月末，胎宝宝的身长大约有 5 毫米，有大大的头和类似鳃、尾巴的构造，就像个小海马。

孕妈妈和胎宝宝增重对比

整个孕期，孕妈妈会增重约 12 千克，相当于 2 个西瓜的重量。孕妈妈可以从现在开始每天坚持测量体重，并制作成曲线图，以便观察自己的孕期增重情况。

孕 1 月末，胎宝宝的体重只有 1 克左右，不过在未来的 9 个月，胎宝宝会快速成长，等到足月的时候，胎宝宝的体重可能达到 3.5 千克左右，相当于 1 个中型南瓜的重量。

胎宝宝的体重变化	孕妈妈的体重变化

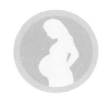

胎宝宝足月时体重为 3.5 千克左右，相当于 1 个中型南瓜的重量。

孕妈妈整个孕期增重约 12 千克，相当于 2 个西瓜的重量。

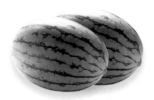

孕1月要事提醒

本月，孕妈妈的身体可能还没有什么明显的变化和反应，但胎宝宝已经悄悄地在孕妈妈的子宫里成长了。到本月末，胎宝宝大约长至一颗苹果子大小。这时候孕妈妈要注意照顾好自己的饮食起居，呵护好刚刚到来的胎宝宝，避免发生意外。

1 避免在旅途中怀孕

调养好身体状态，避免在旅途中、子宫未完全恢复时、服过避孕药后怀孕。

2 排卵期后 10 天再验孕

在家验孕不要太早，一般在排卵期后的 10 天左右用晨尿进行检测，这样结果才更准确。

3 去医院检查是否怀孕

在家验孕后，还要到医院去确认是否怀孕，如果确认怀孕，还要了解孕妈妈的身体情况、遗传病史等基本信息。

4 每天补充 400 微克叶酸

继续坚持补充叶酸，在孕早期的 3 个月中，每天保证摄入 400 微克叶酸，不过也不要过量补充。

5 三餐与孕前一致

饮食没有太大变化，三餐有规律，与孕前基本保持一致即可，现在还不用刻意大补。

6 每天喝 1 杯牛奶

每天坚持喝 1 杯牛奶，补充钙质，也可预防胎宝宝宫内发育迟缓。

7 不喝酒和咖啡

告别含有酒精、咖啡因等影响胎宝宝细胞发育的食物和饮料，以避免发生流产。

8 避免高强度运动

运动以舒缓为宜，每天坚持散步即可，不进行高强度的跑、跳运动，避免发生流产。

孕 1 月体重管理

这个月孕妈妈的体重增长并不明显，几乎和孕前没有什么变化。如果孕妈妈此时体重增长得过快，很有可能会出现营养过剩或是营养摄入不均衡的情况，因此不要过早进补，要控制好体重。

别拿称体重不当回事

称体重是每次产检时必检的项目，但由于每次产检需要间隔十几天或二十天，这期间如果饮食控制不好，会明显增重，长此以往，体重会严重超标，给孕妈妈和胎宝宝带来不利影响。所以孕妈妈千万不要小看称体重这件事！

妊娠高血压疾病

怀孕期间如果体重增加过快，容易发生妊娠高血压疾病。这是一种血管的病变，孕妈妈会出现血压升高、水肿或是蛋白尿的临床症状，易造成胎宝宝生长迟滞、胎盘早期剥落等危险。

妊娠糖尿病综合征

孕妈妈大吃特吃，容易使血液中的血糖快速上升，引发妊娠糖尿病，还可能会导致巨婴症、新生儿出生后血糖偏低等情况发生。

难产

如果孕妈妈不加节制地进食，胎宝宝会长的偏大，不利于分娩时胎头的下降和胎头进入骨盆腔，导致产程延长，引起难产。

产后肥胖

在怀孕期间，孕妈妈体重增加超过正常值过多，要想产后尽快恢复以前的苗条身材就比较困难了。

孕期体重增长过慢也不好

怀孕期间，如果孕妈妈缺乏健康的饮食，营养摄取不足，体重增长过慢，也有不少的危害。

贫血

孕妈妈的身体没有充足的养分供给，可能会造成母体营养不良，导致贫血，也会影响胎宝宝正常的成长与发育。

胎儿宫内发育迟缓

如果孕妈妈体重增长过慢，那么胎儿的正常生长发育显然会受到影响。胎龄达到 37 周、新生儿体重低于 2.5 千克，称为胎儿宫内发育迟缓或胎儿宫内发育不良。

新生儿免疫力低下

体重增加缓慢的孕妈妈生出的宝宝可能也会体重过轻。有些还会有营养不良、抵抗力低下的情况发生，且较体重正常的宝宝患各种疾病的概率高。

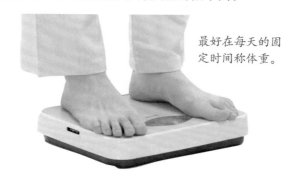

最好在每天的固定时间称体重。

不同阶段，体重增长各不同

孕早期（孕 1~3 月）

孕早期，主要是胎宝宝各个器官的形成发育期。大部分孕妈妈的体重在这一时期增长并不明显，仅为 1~1.5 千克，孕吐严重的孕妈妈还会出现体重不增反降的情况。在孕吐期，孕妈妈不用过分地控制体重，只要能吃下去就可以，但要注意饮食营养，少吃油炸等高热量的食物。剧烈的运动一定要禁止，这段时间不能通过运动来控制体重。

孕中期（孕 4~7 月）

这是胎宝宝快速生长的一个阶段，身长和体重都会有显著的增长，孕妈妈腹部也逐渐增大，腰身也渐渐变粗，体重一般是以每 2 周增加 1 千克的标准增长的。本阶段饮食要讲究营养均衡，不要乱吃、多吃，要适度运动，让自己的身体更加灵活，还能起到控制体重的目的，为分娩做好准备。

孕晚期（孕 8~10 月）

孕晚期是胎宝宝成长较快的时期，也是胎宝宝成长的一个重要时期。因为胎宝宝的迅速生长，孕妈妈的体重上升也很快，这个时期可能会增重五六千克。一般情况下，60% 的多余体重都是在孕晚期增长的，所以此时孕妈妈的体重增长应控制在每周 500 克以内。勤称体重，及时调整饮食和运动是这一时期控制体重的好办法。

别急着大补，和超重说拜拜

本月，吃得多不如吃得好。由于此时胎宝宝还很小，所需要的营养也并不多，不需要孕妈妈大补特补，只要保证饮食营养均衡、全面即可，这样既能保证营养的充足供给，也不会让孕妈妈因此而体重飙升。

正确解读"一人吃两人补"

"现在已经不是你一个人了，肚子里还有一个小宝宝，所以要多吃点儿。"这也许是孕妈妈在饭桌上听到的最多的一句话。其实完全没有多吃的必要，胎宝宝所需的营养是有限的，孕妈妈吃太多食物反而会给自己和胎宝宝造成负担。如果吃的方式不对，还容易造成孕妈妈孕期体重超重的窘况，这样不但没有补到胎宝宝身上，反而会增加孕妈妈产后瘦身的难度。

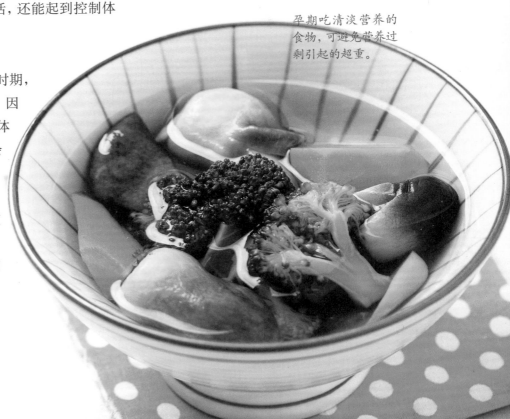

孕期吃清淡营养的食物，可避免营养过剩引起的超重。

怀孕也要动起来

本月，很多孕妈妈的身体还没有什么不适，只需要做一些舒缓的运动来调整身心状态，使自己有良好的体格和心情，迎接宝宝的到来。

孕妇操：跪立运动

从现在就开始锻炼腿部，不仅有利于预防大腿内侧和外侧出现妊娠纹，还有利于增强腿部力量，为孕期逐渐增大的腹部做准备。除此之外，这套动作还有利于骨盆关节的灵活性，促进孕妈妈顺产。

运动部位

此运动锻炼大腿内外两侧、大臂的肌肉，增强孕妈妈的体力，为孕育、顺产做好准备。

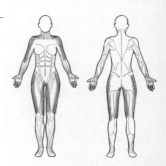

运动频率：每天早晚各 1 次，每次 8~12 组。

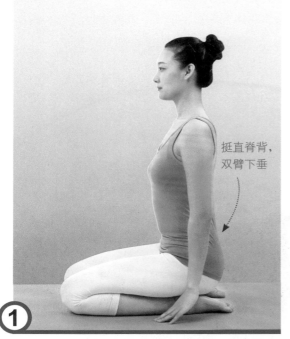

挺直脊背，双臂下垂

① 首先双腿自然跪立在垫子上，跪立时双腿不要夹太紧，也不要分太开。然后跪坐，双手自然放于身体两旁，调整呼吸。

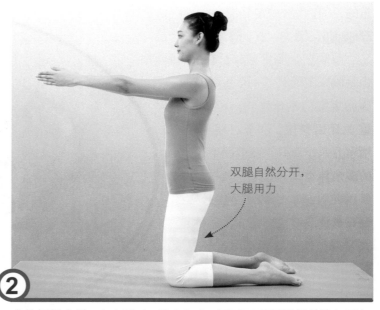

双腿自然分开，大腿用力

② 身体慢慢向前、向上运动，跪立起来，同时双手缓缓朝前抬起至与肩平。做此动作时不要太急，以大腿的力量控制身体的速度，以手臂的力量控制手的速度。再慢慢跪坐下来，同时双手缓缓收回。

孕妇操：左右扭转操

孕 1 月的前半个月，卵子和精子还分别处于备孕女性和备育男性的体内，这时适当做左右扭转操，有助于增强盆底肌的柔韧性，使子宫做好孕育宝宝的准备。此套动作可以在地板上做，也可以在床上做，方便、简单、易学。

运动部位

此运动可轻柔按摩子宫，子宫是胎宝宝的温室，适当的锻炼，能给胎宝宝未来 10 个月提供优质的生长环境。

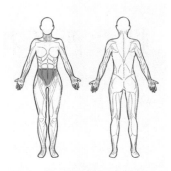

运动频率：每天早晚各 1 次，每次 5~10 组。

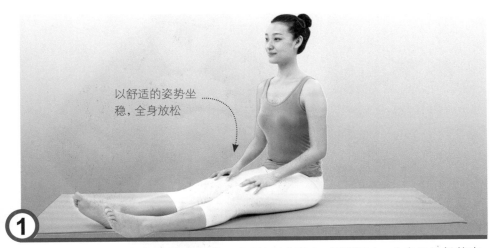

以舒适的姿势坐稳，全身放松

① 坐在床上，两腿平伸，两脚略分开，双手平放于大腿上，后背挺直，全身呈放松状态。

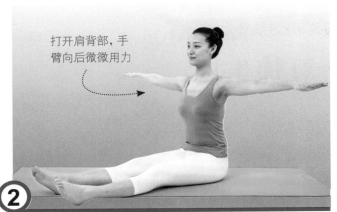

打开肩背部，手臂向后微微用力

② 吸气，两手左右平举与肩平，体会两臂拉伸的感觉。

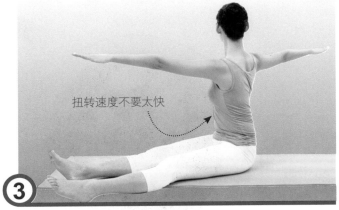

扭转速度不要太快

③ 上身向右转 90°，依然保持背部挺直的状态。使身体还原向前，然后向左转做相同动作。

长胎不长肉的饮食方案

　　孕 1 月，吃得多不如吃得好，由于此时胎宝宝还很小，不需要孕妈妈大补特补，只要保证饮食营养均衡、全面，基本和孕前饮食保持一致就好，可以根据自己的食欲和喜好而定。同时注意补充叶酸、维生素 E 等营养素，这样就可以满足本月的营养需求，还不用担心超重。

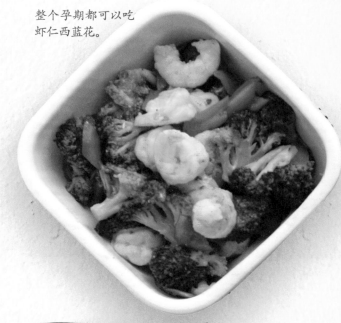

整个孕期都可以吃
虾仁西蓝花。

虾仁西蓝花

★ 原料：西蓝花 100 克，虾仁 50 克，彩椒、鸡蛋清、盐、姜片、蚝油各适量。

★ 做法：① 虾仁洗净，去除虾线，加入鸡蛋清调匀；西蓝花洗净掰成小朵；彩椒洗净切片。② 油锅烧热，爆香姜片，倒入裹好鸡蛋清的虾仁翻炒片刻，再倒入西蓝花、彩椒片翻炒，调入蚝油、盐，炒匀即可。

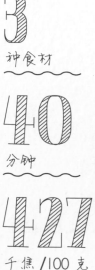

3
种食材

40
分钟

427
千焦/100 克

土豆炖牛肉是一道能
量满满的美食。

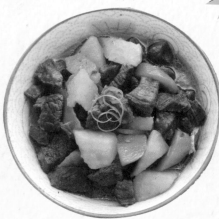

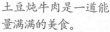

偏瘦孕妈妈推荐菜谱

土豆炖牛肉

★ 原料：牛肉 200 克，土豆 2 个，胡萝卜 1 根，姜片、葱段、葱花、生抽、料酒、白糖、盐各适量。

★ 做法：① 牛肉洗净，切块，入沸水余烫去血水，捞出沥水；土豆、胡萝卜分别洗净，去皮，切块。② 油锅烧热，爆香姜片、葱段，加入牛肉块翻炒至变色，倒入生抽、料酒、白糖炒匀，加土豆块、胡萝卜块与水，大火煮开。③ 转小火煮至食材熟透，大火收汁，放入盐和葱花即可。

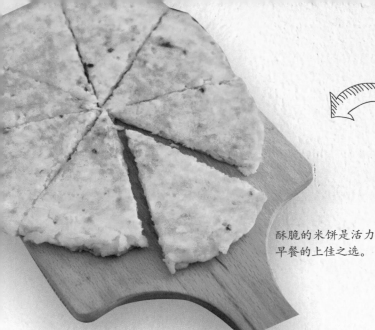

酥脆的米饼是活力早餐的上佳之选。

香煎米饼

★ 原料：米饭 100 克，鸡肉 50 克，鸡蛋 2 个，葱花、盐各适量。

★ 做法：① 米饭搅散；鸡肉洗净，切末；鸡蛋打散。② 米饭中加入鸡肉末、鸡蛋液、葱花和盐搅拌均匀。③ 油锅烧热，将搅拌好的米饭平铺，小火加热至米饼成形，翻面后继续煎一两分钟即可。

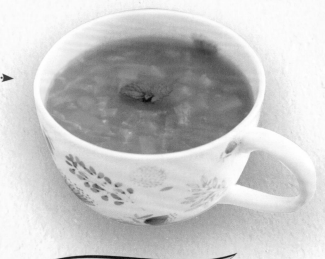

罗宋汤

★ 原料：番茄 1 个，胡萝卜半根，圆白菜 100 克，番茄酱、白糖、黄油各适量。

★ 做法：① 番茄洗净，去皮切丁；胡萝卜去皮洗净，切丁；圆白菜洗净切丝。② 锅内放入黄油，中火加热，待黄油半融后，加入番茄丁，炒出香味，加入番茄酱。③ 锅内加水，放入胡萝卜丁，炖煮至胡萝卜丁绵软、汤汁浓稠。④ 加入圆白菜丝，再煮 10 分钟，出锅前加白糖调味即可。

食欲不佳孕妈妈推荐菜谱

五彩玉米羹

★ 原料：玉米粒 50 克，鸡蛋 1 个，豌豆、枸杞子、冰糖、水淀粉各适量。

★ 做法：① 将玉米粒洗净；鸡蛋打散；豌豆、枸杞子洗净。② 玉米粒用清水煮熟，放豌豆、枸杞子、冰糖煮 5 分钟，加水淀粉勾芡，使汤变浓。③ 淋入蛋液，搅拌成蛋花，烧开即可。

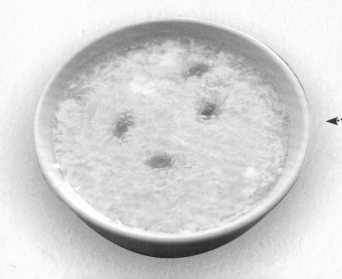

孕 2 月体重增长目标

13:16

体重标准孕妈妈本月增长目标
0.5 千克

体重偏轻孕妈妈本月增长目标
0.5 千克

体重偏重孕妈妈本月增长目标
0.3 千克

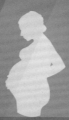

孕2月

孕2月，孕妈妈可能会出现一些早孕症状，如恶心、呕吐、干呕等，这有可能会影响到孕妈妈的食欲。早孕反应严重的可能会导致孕妈妈体重减轻，这是正常现象，孕妈妈不用担心，也不用强求一定要增重多少，能吃多少就吃多少即可。

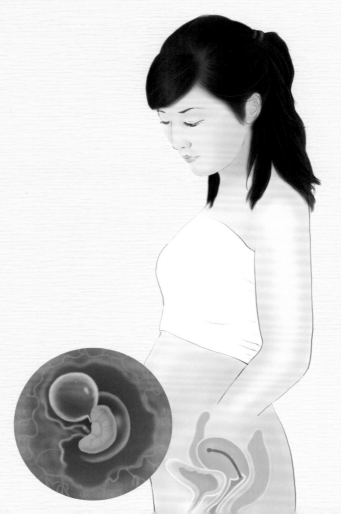

孕妈妈胎宝宝变化

本月，孕妈妈已经知道自己怀孕了，也开始在意营养摄入和胎宝宝发育的情况，有一些孕妈妈可能因孕吐严重出现体重减轻的情况，这都是正常的，孕妈妈不用担心也不要担心自己摄入的营养不够。

孕妈妈开始有早孕反应了

孕 2 月，孕妈妈最大的变化是月经停止了，子宫变得跟鹅蛋一样大小，阴道分泌物增多，乳房增大明显，乳头变得更加敏感。伴随着身体的变化，多数孕妈妈会逐渐出现一些早孕反应，比如孕吐、尿频、饮食口味的变化等，这都是正常的生理变化，不用过于担心。

另外，由于孕期激素的改变，孕妈妈的神经会变得很敏锐，常常感觉疲劳、困倦，经常受急躁、不安、忧郁、烦闷等情绪困扰。

胎宝宝正在忙着发育

虽然这个月胎宝宝的外表已经能够分辨出头、身、胳膊、腿，但胎宝宝还只能被叫做"胚胎"。到孕 6 周时，胎宝宝的小心脏就开始跳动了，心脏、血管开始向全身输送血液。从这个月起，保护胎宝宝的羊水开始生成，脐带和胎盘开始发育。

孕妈妈和胎宝宝增重对比

有的孕妈妈在本月出现体重不增反降的情况，这很可能是由孕吐导致的。有的孕妈妈体重会略微增长，但一般不会超过 0.5 千克，相当于 3 个小型苹果的重量。

胎宝宝现在进入全面发育阶段，到本月末，他（她）会长到 3 厘米左右，重约 4 克，看上去像颗晶莹的小葡萄。

胎宝宝的体重变化	孕妈妈的体重变化

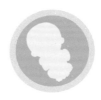

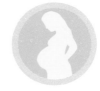

胎宝宝增重不明显，只有 1 颗葡萄那么重。

孕妈妈增加了约 3 个小型苹果的重量。

孕 2 月要事提醒

本月，孕妈妈的身体从外部看还没有什么改变，但在孕妈妈的子宫里，胚胎在迅速地生长。而且有些孕妈妈可能出现早孕反应，这都是胎宝宝向你证明他存在的特殊方式，就用包容、平和的心态面对这一孕育历程吧。

1 确定孕周和预产期

本月会进行 B 超检查，通过此次检查以确定怀孕周数，并推算预产期。

2 宫外孕不盲目保胎

如果通过 B 超检查发现孕妈妈是宫外孕，应听从医生建议进行处理和治疗，不要一味强求保胎。

3 体重下降很正常

有些孕妈妈会因严重的早孕反应出现体重下降的情况，不过不用担心胎宝宝的健康，因为胎宝宝的营养需求还很小，孕妈妈完全能够满足他的需要。

4 清淡饮食缓解孕吐情况

多数孕妈妈食欲不佳，饮食以清淡易消化为宜。避免吃过于油腻、味道过重的食物，它会加重孕妈妈的孕吐程度，会造成恶心甚至出现心悸的情况。

5 孕吐后不强迫进食

孕妈妈出现了孕吐情况，看什么都吃不下，这时候孕妈妈不要因担心胎宝宝的发育问题而强迫自己进食，能吃则吃。

6 吃天然酸味食物

孕吐严重的孕妈妈应吃些酸味食物来增加食欲。但要注意，孕妈妈应选择杨梅、苹果等天然酸味食物，不要吃酸菜、泡菜等腌渍食物。

7 洗澡 15 分钟即可

洗澡时注意时间不要过长，15 分钟即可，水温控制在 38~42℃为宜。

8 远离辐射

远离辐射源，以免导致胎宝宝畸形。如果在出行过程中需要用 X 射线进行安检，孕妈妈要跟工作人员说明自己已怀孕，避免照射 X 射线。

孕 2 月体重管理

孕 2 月，一些孕妈妈因为严重的早孕反应，体重不增反降，此时孕妈妈不用刻意追求体重的增长，保证营养均衡的饮食，坚持锻炼、增强体质即可。

体重下降别担心，饮食清淡是关键

早孕反应严重的孕妈妈，会出现体重下降的情况，不用担心，这是正常现象。此时多吃一些清淡、易消化的食物，既可以补充体力，又可以缓解孕吐。油腻、重口味的食物，可能会使孕吐加重。

清淡、易消化的食物包括富含碳水化合物的主食或点心，如粥、面包干、馒头、苏打饼干、红薯等；富含维生素 C 的水果，如橙子、猕猴桃等；富含油脂的坚果，如葵花子、核桃等；高蛋白食物，如奶酪、牛奶、酸奶等。

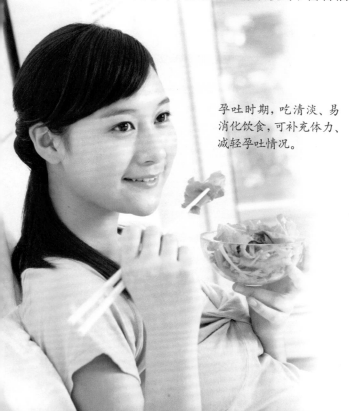

孕吐时期，吃清淡、易消化饮食，可补充体力、减轻孕吐情况。

体重减轻，需要吃保健品吗

有些孕妈妈发现自己出现孕吐、体重下降的情况，就怕胎宝宝的营养不够，觉得自己应该补充一些保健品了。不过，对于大部分孕妈妈来说，这是完全没有必要的。

一般来说，只要孕妈妈脾胃功能良好，食欲正常，就应该在吃得好、吃得全、吃得可口上下功夫，注重日常生活中饮食的搭配和多样化，多吃新鲜蔬菜和水果，注意调养，这才是孕妈妈保健的重点，而绝不能单纯依靠保健品。

另外，各种滋补性药品都具有药的属性，经过人体内分解、代谢的过程，会产生一定的副作用，包括毒副作用和过敏反应。如果用之不当，会对孕妈妈和胎宝宝的健康造成一定的负面影响。

报个孕期体重班也不错

担心孕期体重超标，或者希望在孕期保持良好体形的孕妈妈，可以报个孕期体重班。在孕期体重班里，孕妈妈们可以交流经验，也可以起到互相督促的作用。体重班里设有多种课程，包括孕期营养、孕期各阶段饮食指导等，除此之外，还有多种孕期运动，包括游泳、瑜伽、体操等，饮食与运动相结合，能最大限度地让孕妈妈少长赘肉，而且还能使孕妈妈的身姿保持挺拔。

运动控制体重，动作一定要轻缓

孕早期坚持运动也是保持体重的一大秘诀，但是孕妈妈应注意动作宜轻、缓、慢。怀孕早期，胎宝宝还处在胚胎阶段，孕妈妈很有可能还不自知，那么此时的运动量不要太大，动作宜以轻、缓、慢为主，以免引起流产。

孕早期最好安排一些慢运动，比如散步、瑜伽、快步走，每次运动量不宜太大，运动 10~15 分钟，让身体出出汗就行。但是也不能一听说怀孕了就赶紧辞职回家，什么也不干，这样一点都不动，还不停补充营养，体重必然会迅速增长，反而不利于自身的健康和胎宝宝的发育。

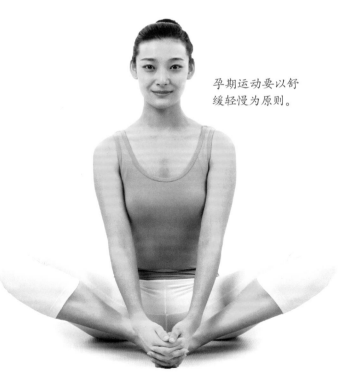

孕期运动要以舒缓轻慢为原则。

锻炼前先做热身运动

为确保孕妈妈和肚子里胎宝宝的安全，一般在锻炼前要先做一段热身运动，热身运动的主要目的是轻微加快心跳。热身有两方面好处：第一，能提高身体主要部位的体温；第二，能使更多的血液和氧气流向肌肉，从而使身体做好准备。轻微活动后的拉伸运动会使筋腱更灵活，因为它提高了体温并增加了关节活动范围，从而可避免关节、韧带和肌肉损伤，更保证了胎宝宝在孕妈妈腹中不受伤害。

一般运动大约需要 3 分钟，身体才会意识到它需要向肌肉运送多少血液。热身运动应持续 5~10 分钟，并应伴以主要肌肉群的拉伸运动。

孕吐厉害时不宜用运动来控制体重

孕吐厉害时不要强迫自己做运动，可以坐下来休息一会儿，看看周边赏心悦目的事物，也可以置身于户外的美景中，让自己静下心来，细细体会自然世界的美妙。待食欲好转后，孕妈妈可以吃一点儿东西，然后再散步回去，这样不但能起到锻炼效果，而且也是不错的胎教方式。

如果孕妈妈这一天孕吐情况都很严重，也不用强迫自己非要进行运动，让自己感觉舒适即可。

怀孕也要动起来

孕 2 月，孕妈妈已经知道胎宝宝来了，此时不能一味娇养，应坚持进行强度较低、动作舒缓的运动，可以适当做一些缓解身体不适的运动。

孕妇操：坐立前屈

这组动作有伸展腰、背部的作用，在减轻疲劳的同时，可以使呼吸更加轻松。腰椎、颈椎不好的职场孕妈妈，可以经常做此运动，既能缓解腰背酸痛，又有利于颈椎的健康。

运动部位

此运动可舒展孕妈妈胸、背、腰部肌肉，让孕妈妈保持呼吸顺畅，在孕吐较为严重的孕 2 月，能起到舒缓作用。

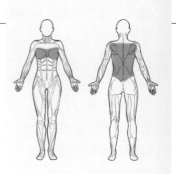

运动频率：每天早晚各 1 次，每次 5~10 组。

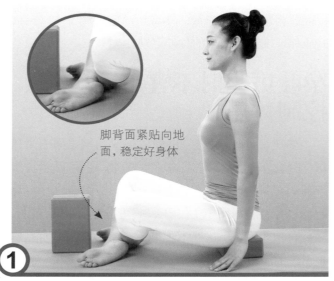

脚背面紧贴向地面，稳定好身体

①

坐在瑜伽砖或折叠的毯子上，胳膊有力地支撑有利于背部向上伸展，左腿在内侧，右腿在外侧，简单交盘，交叉点以小腿中间点为宜。

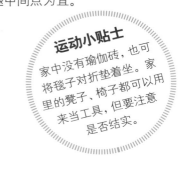

运动小贴士

家中没有瑜伽砖，也可将毯子对折垫着坐。家里的凳子、椅子都可以用来当工具，但要注意是否结实。

背部挺直，双手尽力向上延伸

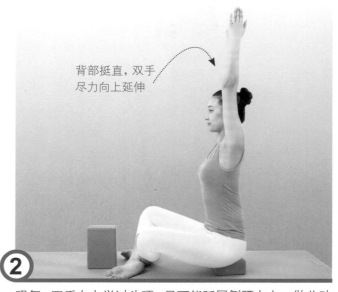

②

吸气，双手向上举过头顶，尽可能延展侧腰向上。做此动作时，手臂要紧贴耳部，这样才能体会向上延展的状态。

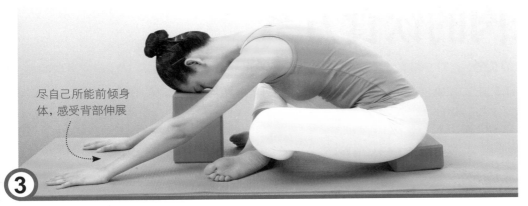

尽自己所能前倾身体，感受背部伸展

③

呼气时向前伸展身体，将额头放在提前准备好的瑜伽砖上，双腿尽量放松。此姿势停留 5 组呼吸后，双腿内外交换，再做 1 遍。

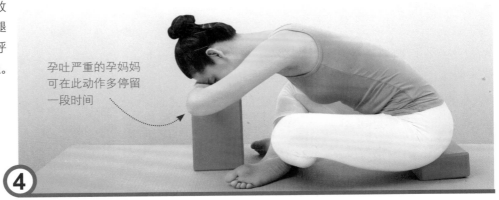

孕吐严重的孕妈妈可在此动作多停留一段时间

④

感觉做第 3 个动作比较吃力时，可以找一个比瑜伽砖更高的小凳子，把头放在上面，也可以先将双手放在上面后，再把头放在手上，体会背部的延伸。

动一动，缓解腰部不适

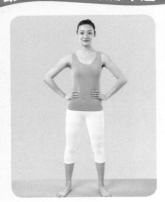

○ **骨盆摇摆 1**

双脚分开略宽于肩膀，双手放在骨盆两侧，身体直立。感觉自己像一棵树一样挺拔直立，并保持均匀呼吸。

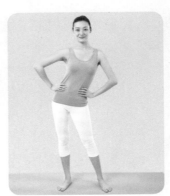

○ **骨盆摇摆 2**

随着自己的呼吸节奏扭动骨盆，顺时针方向画圈，保持节奏稳定、呼吸均匀,10 圈后换反方向再转 10 圈。

长胎不长肉的饮食方案

　　进入孕 2 月，忽然而至的头晕、乏力、嗜睡、流涎、恶心、呕吐、喜食酸性食物、厌油腻等早孕反应表现明显。越是这个时候，孕妈妈越要注意饮食健康，尽量不要挑食，保持营养的全面和均衡，如果能在饮食中适当增加一些缓解孕吐的食材更好，如柠檬等酸味食物。

百合粥

★ 原料：百合 20 克，大米 30 克，冰糖、枸杞子各适量。

★ 做法：① 百合撕瓣，洗净；大米洗净。② 将大米放入锅内，加适量清水，大火烧开后转小火熬煮，快熟时，加入百合瓣、冰糖，煮成稠粥，出锅前加枸杞子稍煮即可。

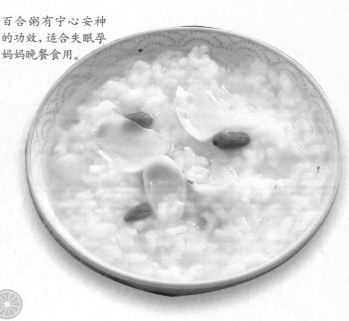

百合粥有宁心安神的功效，适合失眠孕妈妈晚餐食用。

3 神食材

15 分钟

523 千焦 /100 克

柠檬清新的味道有助于缓解孕吐。

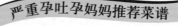

严重孕吐孕妈妈推荐菜谱

柠檬煎鳕鱼

★ 原料：鳕鱼肉 1 块，柠檬 1 个，盐、鸡蛋清、水淀粉各适量。

★ 做法：① 柠檬洗净，去皮榨汁；鳕鱼肉清洗干净，切小块，加入盐、柠檬汁腌制片刻。② 将腌制好的鳕鱼块分别裹上鸡蛋清和水淀粉。③ 油锅烧热，放入鳕鱼肉块煎至两面金黄即可。

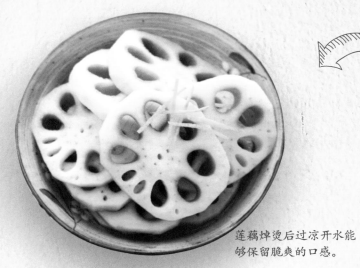

莲藕焯烫后过凉开水能够保留脆爽的口感。

凉拌藕片

★ 原料：莲藕200克，柠檬半个，蜂蜜、盐各适量。

★ 做法：① 莲藕洗净去皮，切薄片；沸水中加盐，焯熟莲藕片，取出放凉。② 将柠檬去皮榨汁与适量蜂蜜调和；柠檬皮切丝。③ 将调好的柠檬汁淋在莲藕片上，入味后撒上柠檬丝做装饰即可。

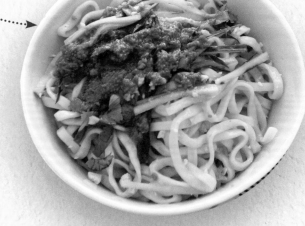

麻酱拌面

★ 原料：面条 100 克，黄瓜半根，香菜、芝麻酱、生抽、盐、白糖、香油、白芝麻、花生仁各适量。

★ 做法：① 黄瓜洗净，切丝；香菜洗净，切碎；芝麻酱混合生抽、盐、白糖和香油，调成酱汁。② 油锅烧热，小火翻炒白芝麻、花生仁至出味，盛出碾碎备用。③ 面条放入沸水中，煮熟后过凉水沥干，盛盘。④ 将酱汁淋在面上，撒上黄瓜丝、香菜碎、花生芝麻碎，搅拌均匀即可。

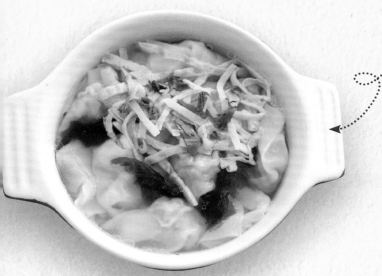

三鲜馄饨

★ 原料：猪肉 250 克，馄饨皮 300 克，鸡蛋 1 个，虾仁 20 克，紫菜、香菜末、盐、高汤、香油各适量。

★ 做法：① 鸡蛋打散，入油锅摊成蛋皮，晾凉后切丝；猪肉、虾仁洗净剁碎，加盐拌成馅。② 馄饨皮放馅包成馄饨。③ 在沸水中下馄饨、紫菜，待馄饨煮熟后捞起，放在碗中。④ 碗中放入蛋皮丝、香菜末，加入盐、高汤，淋上香油即可。

孕 3 月体重增长目标

体重标准孕妈妈本月增长目标
0.5 千克

体重偏轻孕妈妈本月增长目标
0.5 千克

体重偏重孕妈妈本月增长目标
0.4 千克

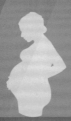

孕3月

孕早期的最后 1 个月，有些孕妈妈可能还存在早孕反应，体重增长也不算迅速，肚子隆起也还是不明显，不过一些较瘦的孕妈妈已经能通过微微凸起的肚子表现出"孕"味了。

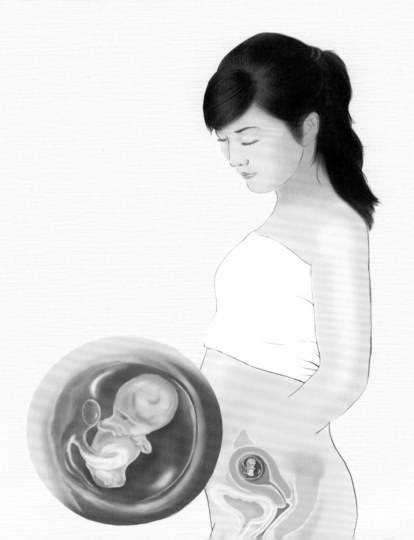

孕妈妈胎宝宝变化

本月胎宝宝已经"人模人样"了，可以算是真正意义上的胎宝宝了，而孕妈妈也越来越有"孕"味了，乳房胀大、小腹隆起。在快速发育的孕 3 月，孕妈妈和胎宝宝还有什么变化呢？一起来看看吧。

孕妈妈的子宫有拳头大小

到这个月末，子宫会长到拳头大小，在下腹部、耻骨联合上缘处可以触摸到子宫底部。乳房继续变大，乳头、乳晕、外阴颜色继续加深，阴道分泌物增多且比较黏稠。早孕反应越发强烈，头发、皮肤会失去光泽，妊娠斑开始出现，原有的黑痣颜色也会加深，体内激素变化的同时也影响着孕妈妈的心情，情绪起伏变化明显。

胎宝宝能区分性别了

从这个月起，胚胎可以正式称为"胎儿"了。胎宝宝的内脏器官发育已经基本完成，大部分肌肉组织正在逐渐完善，手脚能够活动，手指和脚趾之间有蹼状物连系，胎宝宝开始在羊水中快乐地游泳。到这个月末，胎宝宝就会具有小人儿的模样，还能够区分性别了呢！

孕妈妈和胎宝宝增重对比

本月孕妈妈无论胖瘦，体重增长（与孕前相比）都不应超过 2 千克，相当于 1 个中型哈密瓜的重量。

到本月末，胎宝宝身长约能达到 9 厘米，体重已经长到 20 克左右，相当于 2 颗草莓的重量。

胎宝宝的体重变化	孕妈妈的体重变化

 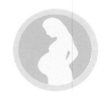

胎宝宝大约有 2 颗草莓那么重了。

孕妈妈的体重比孕前大概重了有 1 个中型哈密瓜的重量。

 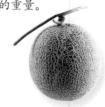

孕 3 月要事提醒

　　此时的小家伙已经不再是胚胎，而是一个名副其实的胎宝宝了，孕妈妈对他真切的爱与关怀，将使他更健康地成长。这些爱和关怀，就体现在孕妈妈一点一滴的孕期生活里。

1 去医院建档
本月，大部分医院会为孕妈妈建档，孕妈妈应事先咨询医院的相关规定。

2 孕吐严重注意补充营养
即便早孕反应比较厉害，也要吃些水果、蔬菜、豆制品或坚果，以此来保证自己和胎宝宝的营养。

3 吃安胎食物
吃些有助于胎宝宝"安家"的食物，如有利于胎宝宝发育的蛋白质、给胎宝宝提供热量的碳水化合物及脂肪、保护胎宝宝各器官发育的维生素等。

4 情绪低落自我调节
孕妈妈情绪低落的时候，可以听听音乐、看看书，或者与闺蜜聊聊天，千万别让坏情绪郁积在心里。

5 预防流产
孕早期，胎宝宝还不稳定，如果孕妈妈不多加注意，很容易导致流产，因此一定要避免做易牵扯腹部的运动，避免让腹部受到撞击。

6 上下班路上注意安全
上下班路上要注意安全，步行的孕妈妈应避开拥挤人流，乘车的孕妈妈要避免人多拥挤压迫到腹部。

7 祛痘膏、淡斑药不能用
经常接触祛痘膏、淡斑药易导致胎宝宝神经系统、染色体发育出现问题，为了胎宝宝的健康，孕妈妈一定不要用这些药物。

8 分泌物增多，用清水清洗外阴
本月孕妈妈阴道分泌物增多，这是正常的，可用清水清洗外阴，以预防阴道炎、缓解阴部瘙痒，如果外阴瘙痒严重或分泌物有异味，应及时就医。

孕 3 月体重管理

早孕反应严重的孕妈妈体重也许还处于负增长状态，不要着急，随着早孕反应的减轻，食欲慢慢恢复后，体重就开始慢慢增加了。

关注体重变化

到本月末，孕妈妈的体形不会有明显改变，可能自己也没有察觉到体重增加，有些孕妈妈还会出现体重不升反降的情况，不用过分担心，维持营养均衡就可以了。如果孕妈妈孕吐症状不严重，可以正常进食、补充营养，那么就要更关注自己的体重了。

孕妈妈可以开始每天记录早、中、晚餐的饮食内容，帮助自己了解一天中所吃进的食物。记录饮食日记要长期坚持，每天动动笔，通过记录饮食日记，反省自己每顿饭或者每天是否吃得营养均衡了，食量是多了还是少了，以此来达到控制体重、保健的双重目的。

体重增加 0.5 千克很合适

本月孕妈妈增加 0.5 千克左右是很理想的，不过因为早孕反应的影响，本月对体重仍不强求，只要胎宝宝的各项指标都在正常范围内就可以了。需要注意的是早孕反应并不明显的孕妈妈，虽然胃口较其他孕妈妈好，但也不能狂吃猛补，保证本月体重增加不超过 1 千克即可。

体重下降，不要盲目增肥

孕早期，孕妈妈通常都会受到孕吐的影响，出现体重不升反降的情况，孕妈妈不要盲目认为怀孕就应该长胖，体重下降了就着急增肥，要先了解自身的状况，明白这一时期体重下降的原因，以及是否会对自己和胎宝宝有不好的影响。

处于孕吐期的孕妈妈想要保持体重，就应该吃些口感清爽、高热量的食物，如鸡丝面、鸭肉粥等食物，而牛排、乳酪蛋糕等油腻食物就不适宜本月的孕妈妈食用了。

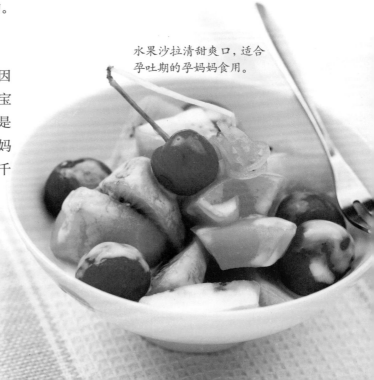

水果沙拉清甜爽口，适合孕吐期的孕妈妈食用。

健康增重有方法

本月很多孕妈妈的体重会减轻，此时并不强求孕妈妈体重增加多少，只要保证胎宝宝正常发育即可。但如果体重减轻太多，孕妈妈就要想方设法让自己增加体重了。其实增重的方法很简单，就是要在身体允许的情况下，尽可能地多吃一些。孕妈妈一次吃不了太多，可以增加餐次，即在三餐之间再适当添加一些能量高的食物，如蛋、奶和主食等。

1. 适当吃一些零食，可以是坚果类的零食。此类零食能量较高，且营养丰富，既可以帮助孕妈妈增重，又能保证营养。

2. 多吃一些主食。怀孕前为了节食瘦身，一些孕妈妈已经习惯了每餐少吃主食，可是此时，为了增重必须要多吃一些主食了。

3. 三餐之外加餐。每天吃 5 餐，加餐宜选用牛奶、酸奶、鸡蛋等富含蛋白质的食物。

4. 要吃肉，不管肥肉还是瘦肉，每天都要吃一些，最好每天食用量达到 200 克以上。

运动控制体重要适当

本月孕妈妈可以做一些简单且有助于安胎、顺产的运动，但一定不要进行剧烈运动，也不要刻意运动来控制体重，避免发生流产。

孕妈妈应做到运动强度适中，运动时心跳速率保持在每分钟 140 次以内，若是超过此范围，孕妈妈的血流量较高，血管可能负荷不了。

此外，运动时间不宜过长。孕妈妈运动 15~20 分钟就要稍作休息，避免过度劳累与心跳过快。

在工作中控制体重

坚持工作的孕妈妈，在上下班的路途中能起到运动的作用，工作中来来回回地走动也是运动。在工作中的运动，强度更好控制，能避免孕妈妈出现流产危险，而且能够增加运动量，帮助孕妈妈控制体重。

需要注意的是，孕妈妈每日工作时间不应超过 8 小时，而且要避免上夜班。工作中感到疲劳时，在条件允许的情况下，可休息 10 分钟左右，也可到室外、阳台或楼顶呼吸一下新鲜空气。

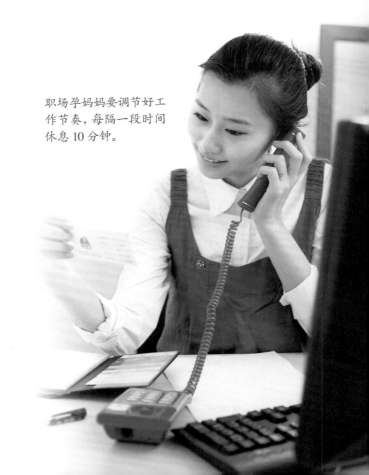

职场孕妈妈要调节好工作节奏，每隔一段时间休息 10 分钟。

怀孕也要动起来

孕妈妈可以继续做孕妇操、游泳等运动，但不要做容易发生危险的剧烈运动。

孕妇操：鱼式

鱼式是一个难度系数很低的瑜伽体式，常练此体式可以柔化脊椎，扩张胸部，缓解腰骶部及背部疼痛，有益于甲状腺和甲状旁腺的功能，腹部也可得到一定的锻炼。孕妈妈可以根据自己的情况进行练习。

运动部位

此运动充分伸展了肩、颈、背部，可防止肩膀酸痛，背部僵硬，特别适合办公室工作的孕妈妈。

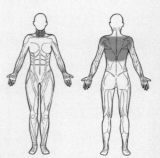

运动频率：早晚各 1 次，每次做 3 组。

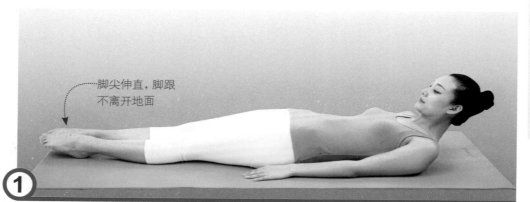

脚尖伸直，脚跟不离开地面

① 身体平躺在瑜伽垫上，并拢双腿，尽可能不要分开。躺半分钟左右，调整呼吸。将下巴靠近锁骨并使头部离开地面，眼睛看自己的脚趾。

运动小贴士

如果力量不够，可把一个小枕头垫在肩胛骨的下面。躺好后，头自然后仰，找到一个颈肩部都舒服的角度，躺三四分钟就可以啦！

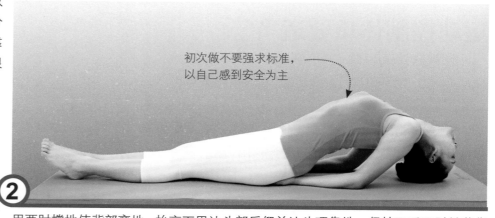

初次做不要强求标准，以自己感到安全为主

② 用两肘撑地使背部离地，抬高下巴让头部后仰并让头顶靠地。保持双手及肘关节靠近身体并紧贴地面，上半身成反弓形。挺起胸部，两肩打开向两侧，肩胛骨夹紧。

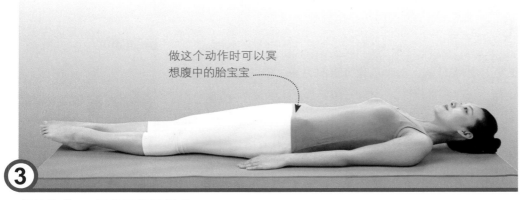

做这个动作时可以冥想腹中的胎宝宝

③ 保持姿势2，用鼻子做缓慢的深呼吸，保持15~30秒。然后慢慢放平身体，回到最初的仰卧姿势。

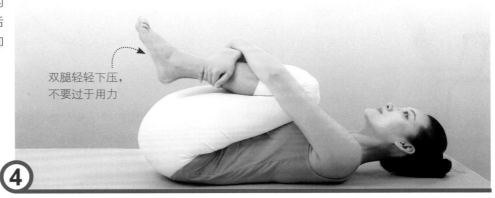

双腿轻轻下压，不要过于用力

④ 弯曲两膝抬至胸前，并用手臂抱紧双腿使脊椎得以恢复。

动一动，缓解颈部不适

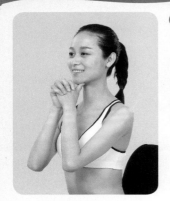

○托颚提颈 1
双手十指相扣，大拇指抵住下颚，深吸气，保持身体不动，再次深呼气，慢慢抬头。

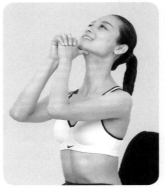

○托颚提颈 2
吸气时抬头不动，呼气时用大拇指轻轻向上推动下颚，吸气、呼气停留3次，然后用大拇指和下颚对抗着慢慢让头部还原。

孕妇操：三角式

怀孕后孕妈妈的重心会发生变化，这套运动可增加腿部力量，经常练习有增强身体平衡的作用。

运动部位

三角式伸展运动更有利于调整体态，增加双腿的力量。伸展双臂，使呼吸更加顺畅。

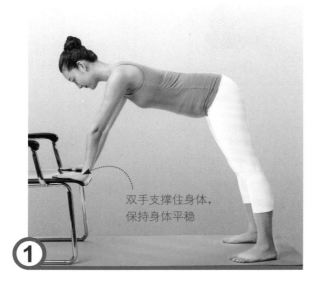

双手支撑住身体，保持身体平稳

运动小贴士
一定要找一个防滑的垫子，不要直接在光滑的地板上做，以免滑倒。

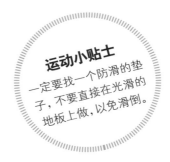

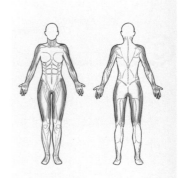

准备一把稳固的椅子放在垫子前侧，手扶椅座，双脚向后移动大概距椅子一条腿的距离。

运动频率：每天一两次，每次 10 组。

①

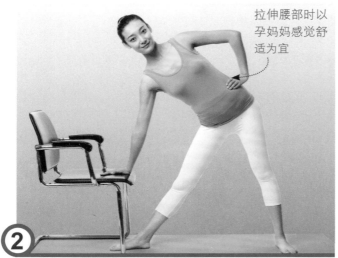

拉伸腰部时以孕妈妈感觉舒适为宜

② 右脚置于椅座下，趾尖向前，左脚脚跟向内旋转，右脚跟与左脚足弓对齐，右手支撑椅子，左手放于髋关节处。

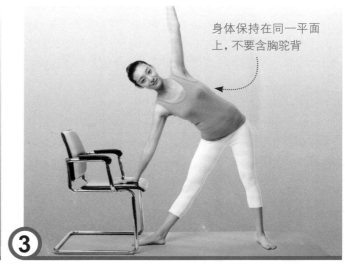

身体保持在同一平面上，不要含胸驼背

③ 右手臂置于椅座上，打开胸腔向左侧旋转，同时转动颈部，眼睛向前看，当感觉稳定后，把左手伸直向天空。

孕妇操: 英雄坐

英雄坐是孕期运动中少有的几个可以在吃饭后练习的体式, 它可以在很大程度上帮助消化。

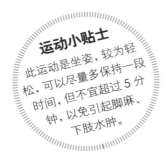

运动小贴士

此运动是坐姿, 较为轻松, 可以尽量多保持一段时间, 但不宜超过5分钟, 以免引起脚麻、下肢水肿。

运动部位

常做此套动作, 可以消除腿部及脚踝疼痛, 增强腿部整体的柔韧性; 舒缓胃部不适, 增进食欲。

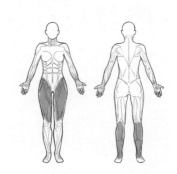

运动频率: 每天次数不限, 每次坚持3~5分钟。

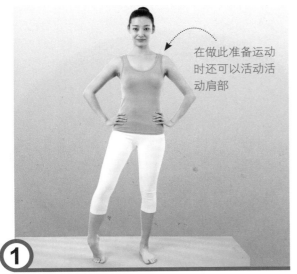

在做此准备运动时还可以活动活动肩部

① 站在瑜伽垫上, 活动一下双腿。先左右活动一下脚尖, 然后将腿适当向上抬起, 也可以在垫子上踏步。

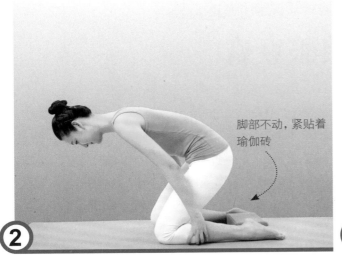

脚部不动, 紧贴着瑜伽砖

② 在双脚中间放一块瑜伽砖, 两膝并拢, 双脚分开放在瑜伽砖两侧, 用手将小腿的肌肉向两侧和后侧推开。

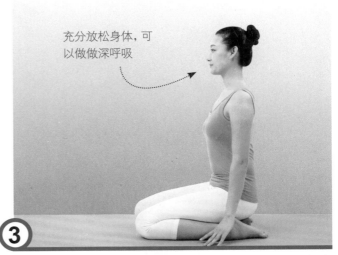

充分放松身体, 可以做做深呼吸

③ 坐在瑜伽砖上, 小腿胫骨和脚踝向下推向地面, 背部向上直立, 双手放于身体两侧, 帮助身体向上轻松坐起。

长胎不长肉的饮食方案

很多孕妈妈在孕早期出现的乏力、身体不适、恶心呕吐等情况在本月仍将继续，不过即便反应比较厉害，孕妈妈也应适当、均衡补充营养，因为胎宝宝仍然在不断地发育着。

肉丝豆芽汤

★ 原料：黄豆芽 100 克，猪肉 50 克，粉丝 25 克，盐适量。

★ 做法：① 猪肉洗净切丝，备用；将黄豆芽择洗干净；粉丝浸泡。② 油锅烧热，将黄豆芽、肉丝一起入油锅翻炒至肉丝变色，加入清水、粉丝、盐，同煮 5~10 分钟即可。

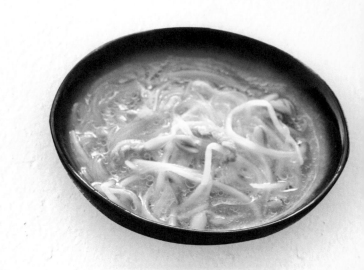

豆腐提前焯烫一下更容易做造型。

4
神食材

25
分钟

405
千焦/100 克

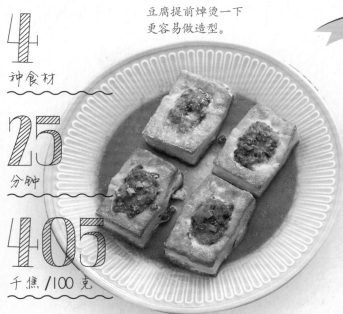

缺钙孕妈妈推荐菜谱

煎酿豆腐

★ 原料：豆腐 200 克，猪肉（三成肥七成瘦）100 克，香菇、虾仁、姜末、葱花、生抽、盐、白糖、蚝油、水淀粉各适量。

★ 做法：① 香菇、虾仁分别切末；猪肉洗净剁碎，加香菇末、虾仁末、姜末、生抽、盐、白糖拌成馅；豆腐切厚块，从中间挖长条形坑，填入调好的馅。② 油锅烧热，豆腐下锅，盛肉馅那一面朝下，煎至金黄色，翻面。③ 加入蚝油、生抽、白糖、清水，小火炖煮 2 分钟，取出豆腐摆盘。④ 剩余汤汁加水淀粉勾芡，收汁，淋在豆腐上，撒上葱花即可。

牛油果三明治

★ 原料：吐司2片，奶酪1片，牛油果1个，柠檬汁、橄榄油各适量。

★ 做法：① 牛油果去皮，对半切开，去核，切丁，与柠檬汁、橄榄油打成泥状，制成牛油果酱。② 用吐司机将吐司加热至两面金黄。③ 将牛油果酱与奶酪夹在2片吐司间即可。

3
种食材

10
分钟

630
千焦/100克

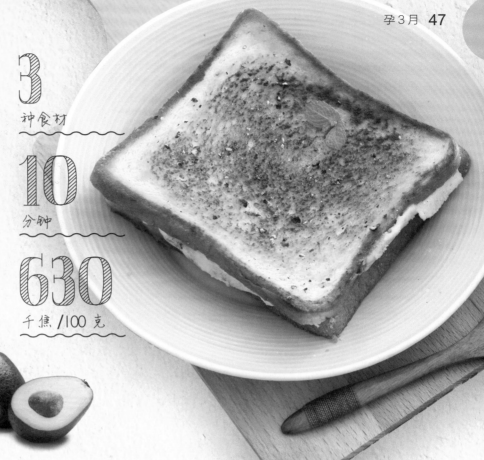

牛油果富含促进脂肪分解的消化酶，是控制体重的好助手。

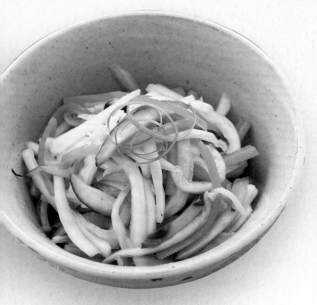

珊瑚白菜

★ 原料：白菜200克，干香菇4朵，胡萝卜半根，盐、姜丝、葱丝、白糖、醋各适量。

★ 做法：① 白菜洗净，顺丝切成细条，用盐腌透沥干水；干香菇泡发、洗净、切丝；胡萝卜洗净、切丝，用盐腌后沥干水分。② 油锅烧热，放入姜丝、一多半葱丝煸香，再放入香菇丝、胡萝卜丝、白菜条煸熟，放入盐、白糖、醋调味，撒上剩余葱丝点缀即可。

土豆蛋饼

★ 原料：土豆 2 个，鸡蛋 3 个，洋葱半个，盐适量。

★ 做法：① 土豆洗净，放入锅中蒸熟，捞出晾凉，去皮切丁，撒盐调味；鸡蛋打散；洋葱洗净，切碎。② 油锅烧热，炒香洋葱，缓缓倒入蛋液，加入土豆丁。③ 中火加热至蛋液凝固后调小火，将蛋饼煎至金黄色盛出，晾温切小块即可。

3 种食材
10 分钟
615 千焦/100 克

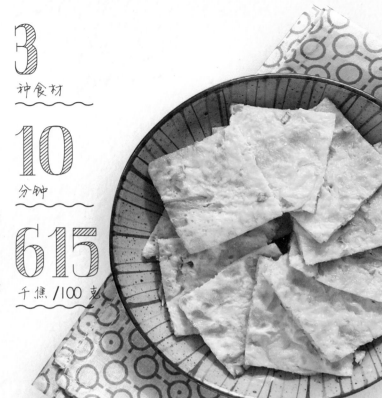

将菜的造型做得可爱一些，既能增加食欲又能愉悦心情。

南瓜蒸肉

★ 原料：小南瓜 1 个，猪肉 150 克，酱油、甜面酱、白糖、葱末各适量。

★ 做法：① 南瓜洗净，在瓜蒂处开一个小盖子，挖出瓜瓤。② 猪肉洗净切片，加酱油、甜面酱、白糖、葱末拌匀，装入南瓜，盖上南瓜盖，蒸 40 分钟左右，至食材熟透，取出即可。

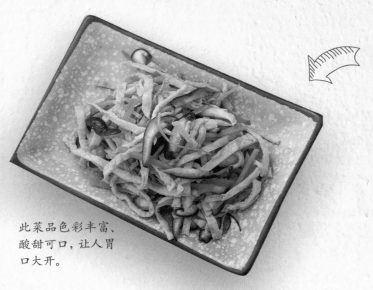

此菜品色彩丰富、酸甜可口，让人胃口大开。

时蔬拌蛋丝

★ 原料：鸡蛋3个，香菇6朵，胡萝卜、淀粉、料酒、醋、生抽、白糖、盐、香油各适量。

★ 做法：① 香菇洗净，切丝，焯熟；胡萝卜洗净，去皮，切丝，入油锅煸炒后盛出；盐、醋、生抽、白糖、香油调成料汁；淀粉与料酒调匀；鸡蛋加盐打散，倒入料酒淀粉汁。② 油锅烧热，倒入蛋液，摊成饼，盛出，切丝。③ 将鸡蛋丝、胡萝卜丝、香菇丝码盘，淋上料汁拌匀即可。

番茄炒山药

★ 原料：番茄1个，山药150克，葱花、姜末、盐各适量。

★ 做法：① 番茄、山药分别洗净，去皮切片。② 油锅用小火加热，加入姜末煸出香味，放入番茄片、山药片，翻炒熟后加盐调味，盛出，撒上葱花即可。

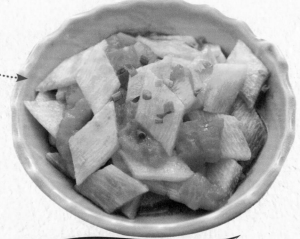

严重孕吐孕妈妈推荐菜谱

板栗扒白菜

★ 原料：白菜300克，板栗100克，葱花、姜末、水淀粉、盐各适量。

★ 做法：① 板栗洗净，入沸水煮熟，去壳。② 白菜洗净，切片，下油锅煸炒后盛出。③ 另起油锅烧热，放入葱花、姜末炒香，放入白菜片与板栗肉翻炒，加适量水煮熟，用水淀粉勾芡，加盐调味即可。

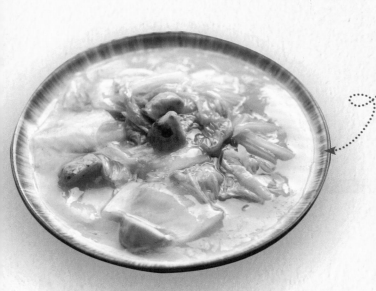

孕 4 月体重增长目标

体重标准孕妈妈本月增长目标
1.5 千克

体重偏轻孕妈妈本月增长目标
2.0 千克

体重偏重孕妈妈本月增长目标
1.0 千克

孕4月

进入了相对舒适的孕中期，孕妈妈身上出现的早孕反应正在一点点消退，孕妈妈的胃口更好了，体重上升得也更快了，因此孕妈妈一定要管住嘴、迈开腿，保持体重的正常增长。

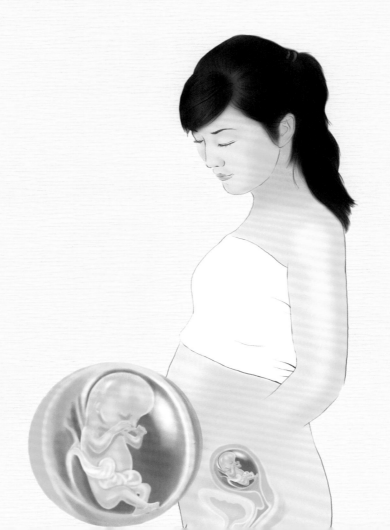

孕妈妈胎宝宝变化

孕 4 月是孕中期的第 1 个月，不仅胎宝宝在飞速地发育、变化，孕妈妈的身体也发生了不小的变化，最直观的就是肚子挺起来了。

孕妈妈的腹部隆起了

孕妈妈的早孕反应基本消失了，食欲开始好转，食量可能也开始增大了。到了孕 4 月，孕妈妈下腹部开始隆起，子宫已如婴儿头大小，乳房继续增大，乳晕颜色变深，腹部沉重感及尿频依然持续存在。

胎宝宝有人的小模样了

这个月，如果只看外表，胎宝宝已经完全长成了人的模样，眼睛和耳朵正在向正常的位置移动，生殖器官也在继续生长，胳膊和腿已经长成，关节也能灵活地活动了，骨头也在硬化，并且能够活动手脚，弯曲、伸展手和脚的各个关节了。胎宝宝的头渐渐伸直，胎毛、乳牙也迅速增长，有时还会出现吮吸手指、做鬼脸等动作，皮肤也逐渐变厚而不再透明。

孕妈妈和胎宝宝增重对比

到本月末，相比孕前的体重，孕妈妈增重宜保持在 3 千克左右，偏瘦的孕妈妈可以稍微增多一些，但也不要超过 3.5 千克，偏胖孕妈妈则要更严格一些，控制在 2 千克以内。

胎宝宝进入了飞速发育期，到孕 16 周，他的身长约能达到 16 厘米，体重可以长到 110 克左右，相当于 2 个鸡蛋的重量了。

胎宝宝的体重变化	孕妈妈的体重变化
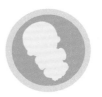	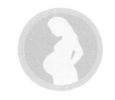
胎宝宝还只有 2 个鸡蛋那么重。	孕妈妈增加了约 3 个小型白兰瓜的重量。
	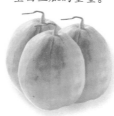

孕 4 月要事提醒

孕妈妈顺利度过了孕早期的危险期，胎宝宝也相对稳定了，外界环境对他的影响变小了。开始进入相对舒适、稳定、安全的孕中期了。不过，孕妈妈可别掉以轻心，还有很多需要注意的事情呢。

1 准备唐氏筛查

孕 14~20 周都适合做唐氏综合征产前筛选检查，即唐氏筛查。孕妈妈需要提前确定医院有无进行唐氏筛查的资质。唐氏筛查不需要空腹抽血。

2 切忌营养过剩

早孕反应消失，孕妈妈的胃口增大，可以适当多吃一些，但要注意不要营养过剩。

3 饿了吃低热量零食

孕妈妈可以在感觉到饥饿的时候吃一些低热量的小零食，如蔬果干、坚果、酸奶，不要吃膨化、油炸类食品。

4 不碰易过敏食物

整个孕期都不要尝试易导致过敏的食物，自己孕前没吃过的海产品、肉类、水果等也不要在孕期轻易尝试。

5 开始适量补钙

孕 4 月是胎宝宝骨骼发育时期，孕妈妈要开始注意补钙了。

6 适当过性生活

孕中期，可以有性行为，但要注意不要压迫孕妈妈的肚子，时间不宜过长，动作也要轻柔，如果孕妈妈感到腹痛应立即停止。

7 预防妊娠斑

出门晒太阳时要注意做好防晒工作，避免长妊娠斑。

8 更换大尺寸的内衣

孕妈妈的乳房、腹部都受激素影响有所增大，此时，孕妈妈应注意更换大一码的内衣，避免压迫乳房及腹部。

孕 4 月体重管理

孕 4 月，大多数孕妈妈的早孕反应已经消失了，胃口有所好转，本月体重可能会增加 1.5 千克左右。也有少数孕妈妈，早孕反应时间比较长，体重没有明显增加，这些都是正常现象。不过不管是哪种情况，孕妈妈都应更加注重体重的变化了。

孕中期，孕妈妈胃口变好，此时要控制饮食量，注意细嚼慢咽。

食欲好了也要适量吃

本月开始，孕吐症状有所减轻，孕妈妈可以吃得舒服一些了，但是孕妈妈可能不知不觉就吃多了，对于孕妈妈来说，这可不是一件好事。随着食量的增长，孕妈妈体内的脂肪也会跟着增长，体重秤上的数字也跟着升高。长胖不仅仅是影响了孕妈妈的体形、增加了患妊娠合并症的概率，对胎宝宝的发育也没有益处，易造成胎宝宝太大，不利于顺产。所以，孕妈妈一定要适可而止地吃。

狼吞虎咽易长胖

孕妈妈进食切忌狼吞虎咽，否则，容易导致体重超标。吃东西的速度过快，在所摄取的食物分量已经足够时，大脑却还没接到饱食信号，所以在"不知饱"的情况下，会继续吃喝，导致热量摄入过多，自然会发胖。

而且，孕妈妈进食是为了充分吸收营养，保证自身和胎宝宝的营养需要，但狼吞虎咽会让食物不经过充分咀嚼就进入胃肠，营养得不到很好的吸收。

所以吃饭过快的孕妈妈一定要放慢速度，把吃一顿饭的时间延长至 20~30 分钟，这样不但营养摄入充足，还不容易发胖。

孕中期增加营养也要注意体重

　　进入孕中期，胎宝宝生长迅速，需要更多的营养。再加上早孕反应导致孕早期的营养摄入不足也要在孕中期补充，对钙、铁、维生素、蛋白质的要求也较多，孕妈妈可进食一些豆制品、海鱼、海带、虾皮、鲫鱼等营养丰富的食材，还要进食更多的新鲜蔬菜和水果。

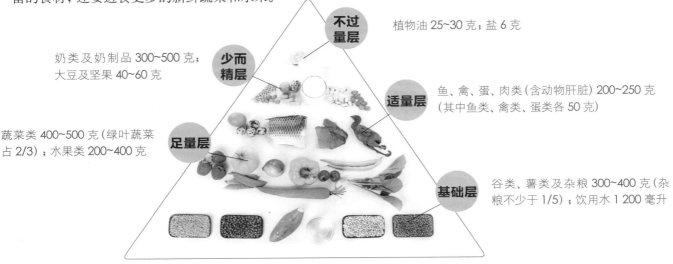

不过量层　植物油 25~30 克；盐 6 克

奶类及奶制品 300~500 克；大豆及坚果 40~60 克

少而精层

适量层　鱼、禽、蛋、肉类（含动物肝脏）200~250 克（其中鱼类、禽类、蛋类各 50 克）

蔬菜类 400~500 克（绿叶蔬菜占 2/3）；水果类 200~400 克

足量层

基础层　谷类、薯类及杂粮 300~400 克（杂粮不少于 1/5）；饮用水 1 200 毫升

别怕胖，每天要多摄入 1 250 千焦热量

　　在本月，体重标准的孕妈妈可以每天给自己增加 1 250 千焦的热量，大约是一杯低脂牛奶、一份主食、一份水果、50 克鱼肉蛋类食物或三四块全麦饼干。孕妈妈可将增加的热量当成餐间点心，以少量多餐的方式摄取，这是为了满足胎宝宝日益增长的营养需求，孕妈妈不用担心吃这些就长胖了，但是这并不代表孕妈妈可以毫无顾及地吃喝，孕妈妈一定要注意饮食别过量。

清淡肉汤有利于控制体重

　　有的孕妈妈为加强营养而喝油腻的肉汤，在吃肉喝汤的同时也摄入了大量的脂肪，所摄入的营养物质不见得都被充分吸收，反而会使体重增长过快，增加了患妊娠高血压疾病、妊娠糖尿病等并发症的风险。建议孕妈妈煲汤时选用鸡、鸭、鱼、牛肉等脂肪含量较低又易消化的食物，同时加入一些蔬菜也可有效减少油脂，有利于营养物质的吸收。

增加运动量控制体重

从孕 4 月开始就进入了胎宝宝迅速成长发育的时期，孕妈妈的体形也将从本月开始发生很大的变化，孕妈妈一定要注意控制体重的增长，这不仅是为了孕妈妈保持一个较好的体形，也是为了增强体质，给胎宝宝提供良好的生长环境。

运动控制体重注意事项

在孕期，孕妈妈要在保证营养摄入的同时，保证体重的合理增长。这时，孕妈妈往往会通过运动来控制体重，但孕妈妈要注意，从本月开始，随着体重增加，身体也会更容易失去平衡，运动时要注意避免做可能伤害到自己和胎宝宝的动作。因此一定要避免强烈的腹部运动、快速爆发性运动，也要避免做和别人有身体接触的运动。最好做不紧不慢的运动，如打太极、散步、比较简单的瑜伽等。

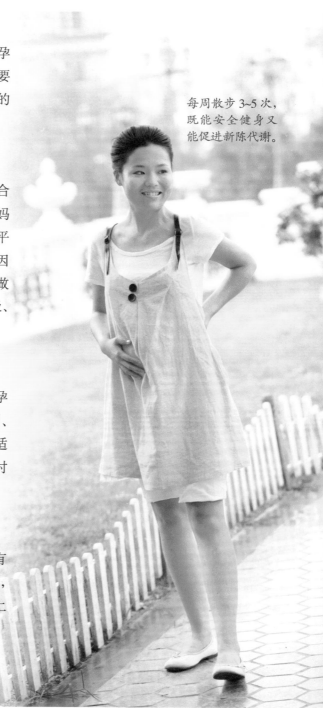

每周散步 3~5 次，既能安全健身又能促进新陈代谢。

散步也有助于保持体重

散步可以帮助孕妈妈消耗掉一部分热量，增强体质。孕妈妈可以在天气适宜时，与亲朋好友一起到空气清新的公园、郊外田间小道上或树林里散步，每次散步时要注意穿着舒适的服装和鞋子，且步速不宜过快，每周 3~5 次，每次散步的时间和距离以不觉劳累为宜。

做家务时也能做运动控制体重

大多数孕妈妈还在为家里的日常生活操劳，总觉得没有时间锻炼，其实在做家务时就能运动，比如在家收拾衣物时，将叠好的衣服当作健身器材，两手抓好衣服两侧，做平举、上举等运动。不过孕妈妈别做太过劳累的家务，如搬动重物等。

孕期应该注意体重的几个时机

　　如果孕妈妈在怀孕期间出现以下任何一种情况，就必须引起足够的重视，因为这表明胎宝宝的生长发育情况可能存在异常，孕妈妈和胎宝宝的健康很可能正受到威胁。如果孕妈妈的体重增长偏离标准的原因是太贪吃或者热量摄入不足的话，最好向医生咨询怎么调养能够恢复到正常的情况。

　　1. 某个月体重增长超过 3.2 千克。

　　2. 孕中期和孕晚期的任何 1 个月中，体重增量不足 0.2 千克。

　　3. 在孕中期，体重在 1 周内增长超过 1.4 千克。

　　4. 在孕晚期，1 周内体重增长超过 0.9 千克。

　　5. 连续 2 周称量体重，发现没有任何变化。

预防便秘，真正做到管理体重

　　孕 4 月，增大的子宫挤压肠管易造成便秘，这种情况下，孕妈妈的体重看起来增加了，但其实并没有增长到胎宝宝和自己身上，并且便秘也会使孕妈妈的孕期生活痛苦不堪。下面教孕妈妈几招预防便秘，让孕妈妈真正管理体重。

　　1. 孕期不吃辛辣及热性的食物，如含辣椒、花椒、大料等调料的食物。

　　2. 每天坚持足够的室内或户外活动，活动的最佳方式是散步以及简单的瑜伽动作。

　　3. 养成每天定时大便的习惯，不管有没有便意，都按时去厕所，慢慢就会养成按时大便的习惯。除了定时以外，孕妈妈一有便意应马上如厕，否则会加重便秘，引发痔疮。

　　4. 孕妈妈排便时最好使用坐式马桶，以减轻下腹部血液的淤滞，预防痔疮的形成。

　　5. 每天早上起床后，喝一杯白开水或柠檬水，有促进排便、预防便秘的功效。

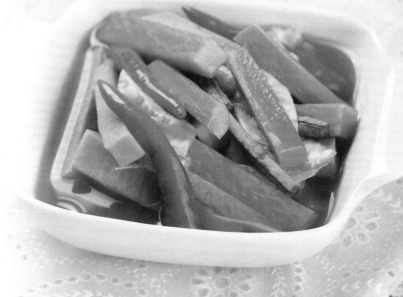

辛辣食物易造成便秘，孕妈妈尽量不要吃。

怀孕也要动起来

孕 4 月, 孕妈妈可能会出现腰背酸麻的症状, 多做做运动, 可减轻腰背酸麻症状。

孕妇操: 幻椅式

这是针对孕妈妈而改良的幻椅式孕妇操, 这套孕妇操不仅可以强壮腿部肌肉, 经过不断的练习, 孕妈妈还能从中获得充足的力量, 时刻保持稳定的状态。练习时始终要保持耐心, 不要过急, 缓慢的运动更有益于磨炼心性。

运动部位

此运动锻炼腿部力量, 并使腰部和大臂肌肉紧致, 有益于孕妈妈控制体重。

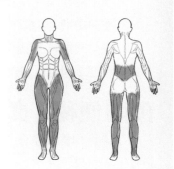

运动频率: 每天 1 次, 每次 5~8 组。

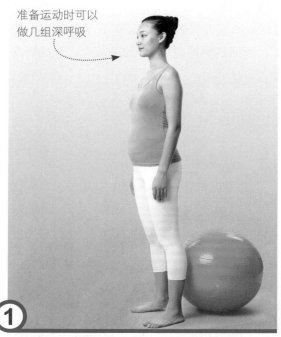

准备运动时可以做几组深呼吸

① 将瑜伽球放在身体后面, 孕妈妈站在瑜伽球前, 双脚分开, 略宽于肩。

运动小贴士

做这组运动时, 孕妈妈要注意不要挤压到腹部, 而且在运动中要保持身体平衡, 避免摔倒。

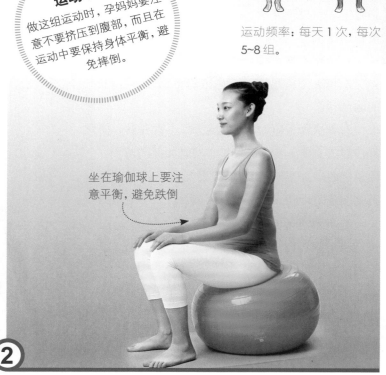

坐在瑜伽球上要注意平衡, 避免跌倒

② 坐在球的正中心或略靠前的三分之一处, 双脚分开, 略宽于肩, 脚尖指向正前方, 双手自然放于大腿上, 背部向上挺直, 两肩放松。

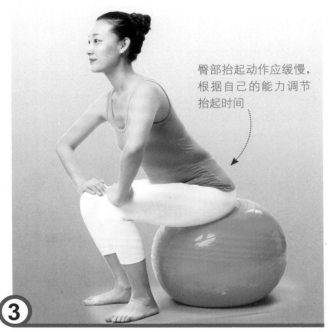

臀部抬起动作应缓慢，根据自己的能力调节抬起时间

③ 呼气时将双手放于双膝上方，双腿发力，将臀部向上抬起，但注意不要完全离开球的表面。

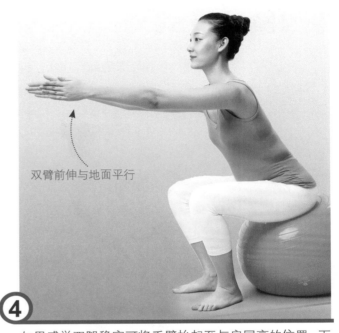

双臂前伸与地面平行

④ 如果感觉双腿稳定可将手臂抬起至与肩同高的位置，下次吸气时，再慢慢地坐回球上。

动一动，缓解腿部不适

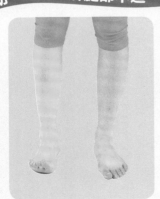

○提脚转踝 1
站立，或坐在椅子上，脚心不离开地面，脚尖尽量往上跷，保持1组呼吸后，把脚放平，同样的动作要反复几遍。

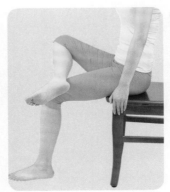

○提脚转踝 2
坐在椅子上把腿搭起来，将上面一条腿的脚尖和脚踝慢慢地上下左右旋转活动，然后换另一条腿进行同样的动作。

孕妇操：战士式

孕 4 月，孕妈妈可能会出现腰背酸麻等症状，不妨做做此套孕妇操，除了可减轻腰背酸麻的症状，还有助于改善消化不良，减轻腹部的沉重感。

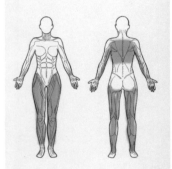

运动部位

此动作有很好的延展性，可帮助孕妈妈放松身体肌肉，对加强背部、四肢力量有不错的帮助。

运动频率：每周 3~5 次。

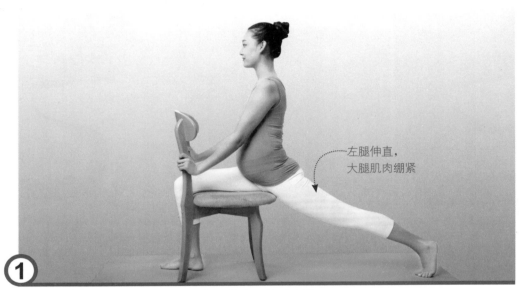

①

左腿伸直，大腿肌肉绷紧

右腿穿过椅背屈膝坐在椅子上，左腿伸直，将骨盆的左侧向前推送，双手扶住椅子两侧，保持身体的平衡，背部尽量向上延展。

运动小贴士

这组运动强度一般，但是动作幅度较大，以前不经常运动的孕妈妈可以将运动幅度减小一些，以免出现疼痛、抽筋的现象。

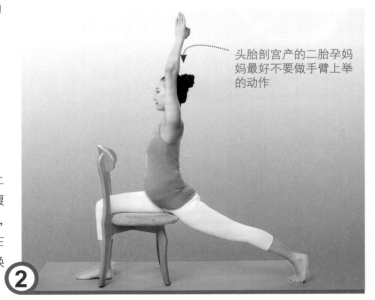

②

头胎剖宫产的二胎孕妈妈最好不要做手臂上举的动作

可选择性地将手臂向上伸展，但如果感觉到腹部肌肉拉伸明显的话，请不要上举。此体式在一侧保持 5 组呼吸后换另外一侧进行。

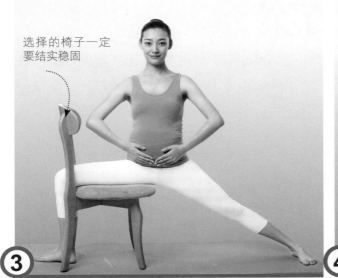

选择的椅子一定
要结实稳固

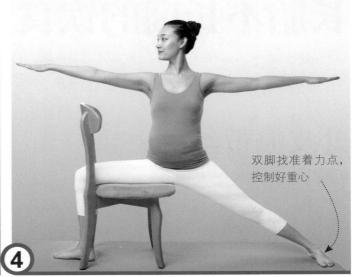

双脚找准着力点，
控制好重心

③ 椅子放置于垫子中间，横向摆放，右腿屈膝横跨椅子，右脚踩实地面，左腿伸直，左脚跟内旋，右脚脚跟正对左脚足弓，左脚脚趾微微内扣，稳定身体，背部尽量向上伸展，头顶延展向上，双手可托住腹部下端来缓解压力。

④ 仔细体会源自于双腿、脊背的力量，当时感觉没有任何不适时，可选择性地打开手臂侧平举，为了避免肩膀紧张，也可将手心向上、向下翻转，双肩自然放松。

动一动，缓解腰背不适

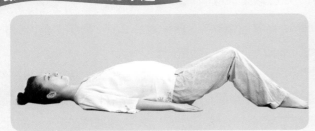

○颈椎伸展 1
孕妈妈仰卧，双膝弯曲。

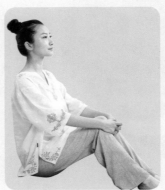

○颈椎伸展 2
用双手支撑起身，然后双手抱住膝关节下缘，后背带动头部尽力向后靠。然后手放松，缓缓躺下。重复练习 3 次即可。

长胎不长肉的饮食方案

孕妈妈精神、胃口都好起来了，吃饭不再是问题。不过即使孕妈妈每天都十分有食欲，也不要大吃特吃，在体重迅速增长的本月，孕妈妈一定要控制好饮食量，不然会一发不可收拾，使自己吃成个大胖子。

虾皮海带丝

★ 原料：海带丝 200 克，虾皮 20 克，红椒、土豆、姜片、盐、香油各适量。

★ 做法：① 红椒、土豆洗净，切丝；姜片洗净，切细丝。② 油锅烧热，将红椒丝以微火略煎一下，盛起。③ 锅中加清水烧沸，将海带丝、土豆丝煮熟软，捞出装盘，待凉后将姜丝、虾皮及红椒丝撒入，加盐、香油拌匀即可。

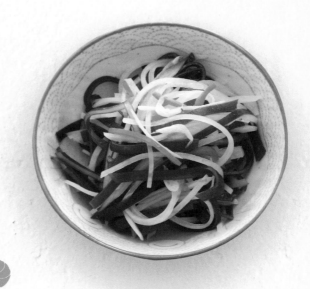

5
神食材

25
分钟

600
千焦/100 克

虾鲜嫩可口，亦可焯熟透后沾酱料食用。

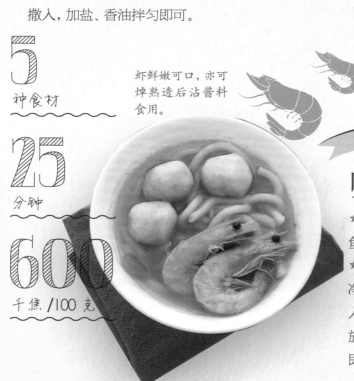

偏胖孕妈妈推荐菜谱

咖喱鲜虾乌冬面

★ 原料：乌冬面 200 克，新鲜对虾 2 只，番茄 1 个，洋葱、鱼丸、咖喱块、芝士、盐各适量。

★ 做法：① 新鲜对虾洗净，剪去虾须、挑去虾线；番茄洗净去皮，切丁；洋葱切丁。② 油锅烧热，爆香洋葱丁，放入番茄丁翻炒至出汤汁，加水，放入咖喱块、芝士至融化，放入对虾、鱼丸、乌冬面。③ 中火炖煮 4 分钟，加盐调味即可。

山药虾仁

★ 原料：山药 200 克，虾仁 100 克，胡萝卜 1 根，鸡蛋清、盐、淀粉、醋、料酒各适量。

★ 做法：① 山药去皮，洗净，切片，放入沸水中焯烫；虾仁洗净，去虾线，用鸡蛋清、盐、淀粉腌制片刻；胡萝卜洗净，切片。② 油锅烧热，下虾仁炒至变色，捞出备用，放入山药片、胡萝卜片同炒至熟，加醋、料酒、盐，翻炒均匀，再放入虾仁翻炒均匀即可。

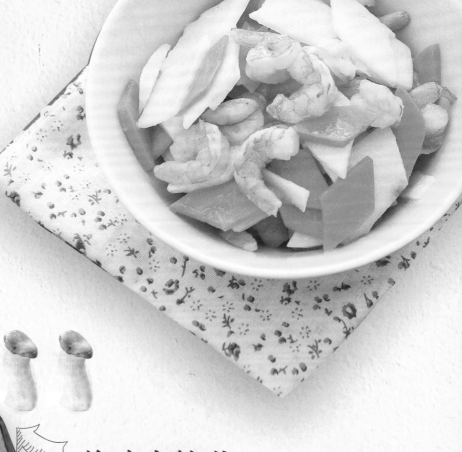

需要严格控制体重的孕妈妈可以用这道类似肉的口感的杏鲍菇解解馋。

美味杏鲍菇

★ 原料：杏鲍菇 2 根，葱花、蒜片、生抽、白糖、黑胡椒粉、盐各适量。

★ 做法：① 杏鲍菇洗净，切条。② 油锅烧热，爆香葱花、蒜片，加入杏鲍菇条翻炒片刻，加入生抽、白糖、黑胡椒粉继续翻炒至入味，最后加盐调味即可。

荞麦凉面

★ 原料：荞麦面 100 克，醋、盐、白糖、熟海带丝、熟白芝麻各适量。

★ 做法：① 荞麦面煮熟，捞出，用凉开水冲凉，加醋、盐、白糖搅拌均匀。② 荞麦面上撒上熟海带丝、熟白芝麻拌匀即可。

2 种食材

10 分钟

427 千焦 /100 克

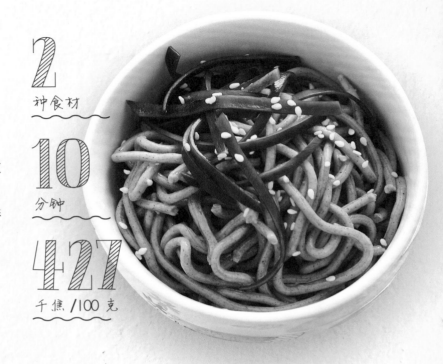

应选用眼睛黑而发亮、肉质有弹性的新鲜黄花鱼食用。

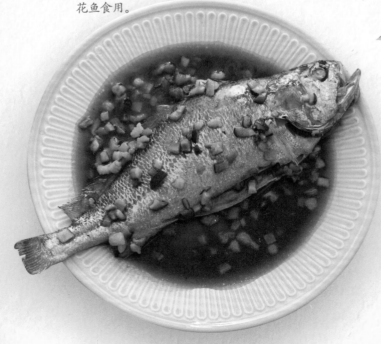

干烧黄花鱼

★ 原料：黄花鱼 1 条，香菇 4 朵，五花肉 50 克，姜片、葱段、蒜片、料酒、酱油、白糖、盐各适量。

★ 做法：① 黄花鱼去鳞及内脏，洗净；香菇洗净，切小丁；五花肉洗净，切丁。② 油锅烧热，放入黄花鱼两面煎炸至微黄色。③ 另起油锅，放入五花肉丁和姜片，用小火煸炒，再放入香菇丁、葱段、蒜片翻炒片刻，加水烧开，放入黄花鱼，加入料酒、酱油、白糖，转小火炖煮，15 分钟后加盐调味即可。

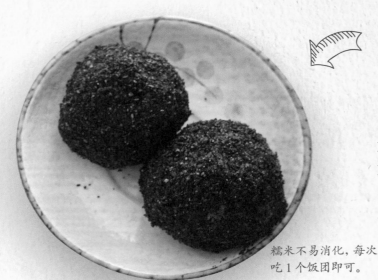

黑芝麻饭团

★ 原料：糯米、大米各30克，红豆50克，黑芝麻、白糖各适量。

★ 做法：① 黑芝麻炒熟，碾碎；糯米、大米洗净，放入电饭煲中加水煮成米饭。② 红豆浸泡后，放入锅中煮熟烂，捞出，加白糖捣成泥。③ 盛出米饭，包入适量红豆泥，双手捏紧成饭团状，再滚上一层熟黑芝麻碎即可。

糯米不易消化，每次吃1个饭团即可。

便秘孕妈妈推荐菜谱

蒜蓉空心菜

★ 原料：空心菜250克，蒜末、盐、香油各适量。

★ 做法：① 空心菜洗净，切段，焯至断生，捞出沥干。② 用少量温开水调匀蒜末、盐，浇入香油，调成调味汁。③ 将调味汁和空心菜拌匀即可。

四季豆一定要炒熟再吃。

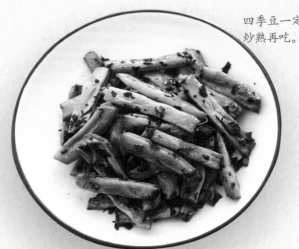

橄榄菜炒四季豆

★ 原料：四季豆400克，橄榄菜50克，葱花、盐、香油各适量。

★ 做法：① 将四季豆洗净，掐成段；橄榄菜切碎。② 油锅烧热，爆香葱花，下入四季豆段和橄榄菜碎翻炒。③ 快要炒熟时，用盐、香油调味，翻炒至熟即可。

孕 5 月体重增长目标

体重标准孕妈妈本月增长目标
1.5 千克

体重偏轻孕妈妈本月增长目标
2.0 千克

体重偏重孕妈妈本月增长目标
1.2 千克

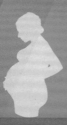

孕5月

这个月，胎宝宝每天都在不断地汲取营养，努力成长着，孕妈妈可以多吃一些有营养的食物，但是仍要时刻关注体重变化，别让体重增长过快。

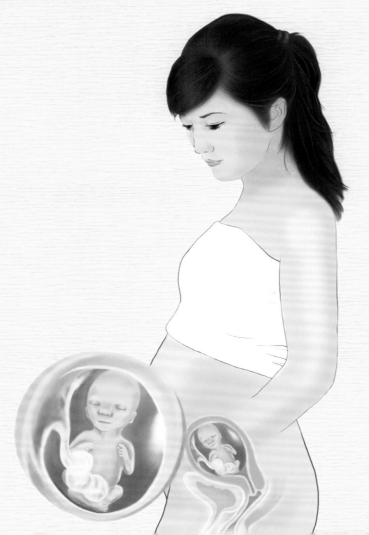

孕妈妈胎宝宝变化

孕 5 月，孕妈妈的身体和胎宝宝已彼此适应，从外貌和体形看，你已具备了孕妇的体形，胎宝宝也越来越大了，他也在努力为出生做着准备呢。

孕妈妈更"显怀"了

孕妈妈的外貌和体形更加具有孕妇特征，从现在开始，孕妈妈的宫底每周大约升高 1 厘米，腰身也会变粗，动作也开始变笨拙了，由于关节、韧带的松弛，此时还会感到腰酸背痛。另外，孕妈妈的食欲旺盛，体重开始增加。期待已久的胎动会在这个月来临，随着胎宝宝的成长，胎动会非常频繁，这种状态会一直持续到孕晚期子宫被撑满为止。

胎宝宝的感觉器官正在发育

这个月，胎宝宝的循环系统、尿道开始工作，此时也是胎宝宝感觉器官发育的重要时期，味觉、嗅觉、触觉、视觉、听觉等各个感觉的神经细胞已经入住脑部的特定位置，到本月末，胎宝宝的身长可达到 25 厘米，体重有 320 克了，皮肤是半透明的，眼睛由两侧向中央集中，骨骼开始变硬，会对光线有所反应，还可以尝到一些羊水的味道了。

孕妈妈和胎宝宝增重对比

到孕 20 周末，偏胖孕妈妈体重增长不宜超过 4 千克，偏瘦及体重标准的孕妈妈增重范围应控制在 4.5~5.5 千克。

本月，胎宝宝体重仍在继续稳步增长，可达到 320 克左右，相当于 1 个较大的贡梨或 2 个苹果的重量。

胎宝宝的体重变化	孕妈妈的体重变化

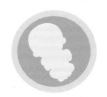

胎宝宝重量相当于 1 个较大的贡梨，未来会变得更重的。

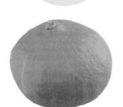

孕妈妈的体重此时增加了大约有 1 个南瓜的重量。

孕 5 月要事提醒

孕期已经过了一半了，孕妈妈的腹部高高地隆起，而在孕妈妈子宫里的胎宝宝正用尽全身的力气踢蹬着子宫，告诉孕妈妈他发育得很好呢。孕妈妈应从生活中的点滴小事关注自己和胎宝宝的健康。

1 **8 小时睡眠**
从本月开始，孕妈妈的睡眠时间要充足，每天保证 8 小时睡眠，也可以在中午睡 1 小时。

2 **避免摄入铅**
孕妈妈摄入过量铅会导致胎宝宝发育不良、体重过轻，或是出现流产等情况，因此孕妈妈要注意避免吃含铅食物，如松花蛋。

3 **吃补血食物**
胎宝宝和孕妈妈都需要铁元素来造血，预防贫血。因此，孕妈妈要注意多吃富含铁及维生素 C 的食物，如木耳、瘦肉、蛋黄、绿叶蔬菜等。

4 **吃利水消肿的食物**
因为孕妈妈的腹部渐大，压迫到下肢，容易造成水肿，平时孕妈妈可以多吃一些利水消肿的食物，如冬瓜、红豆等。

5 **有胎动了**
好动的胎宝宝已经在孕妈妈的子宫里动来动去了，孕妈妈细心留意也许能感觉到动静，此时可以开始进行抚摸胎教了。

6 **胎动因人而异**
有的胎宝宝此时还没有任何动静，孕妈妈也不要着急，这都是正常的，下个月可能就感觉到胎宝宝的"大动作"了。

7 **不穿高跟鞋**
孕妈妈肚子渐大，身体重心发生改变，为了保证身体平稳，应选择防滑的平底鞋，孕妈妈的高跟鞋暂时收起来吧。

8 **脱掉紧身衣物**
紧身的衣服会增加孕妈妈的不适感，换上宽松的孕妇服吧！

孕 5 月体重管理

进入孕 5 月，孕妈妈的肚子已经比较明显了，尤其是比较瘦弱的孕妈妈，可能会感觉肚子是突然长起来的。一般来说，本月孕妈妈的体重增加以不超过 1.5 千克为宜。孕妈妈应注意合理安排饮食，并控制好食量，避免出现超重的情况。

孕 5 月，控制体重很重要

本月孕妈妈体重增长较快，注意合理控制体重很重要，要坚持用营养的饮食配合适度的运动来控制体重，不要盲目节食，也不要进行高强度的运动，以免引起腹痛等不适。怀孕期间通过少量多次摄取多样化的食物会让胎宝宝以及孕妈妈更加健康，也能提供给胎宝宝充足的营养，以确保胎宝宝健康地生长发育。

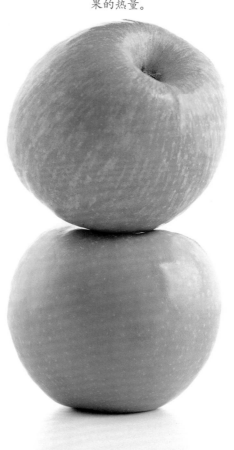

本月，每天要比孕前多摄入相当于 2 个苹果的热量。

控制体重从每餐饮食比例开始

碳水化合物、蛋白质、脂肪是维持人体机能正常运作的必需营养素，孕妈妈在怀孕期间要注意摄取这三类营养素，从本月开始，孕妈妈的体重很容易快速飙升，这时要注意调整碳水化合物、蛋白质、脂肪的摄入比例，适当增加蛋白质的摄入，减少碳水化合物和脂肪的摄入，每日摄入约 500 克主食，搭配 450 克蔬菜、150 克肉类、100 克水果是较为适合孕妈妈的。此外，孕妈妈还应补充足量的维生素和微量元素。

每天摄入的总热量在 8 370 千焦以下

孕妈妈在孕期不应摄入过多热量，保证比孕前所需热量多 800~1 250 千焦，同时保证摄入总量不要超过 8 370 千焦，够维持胎宝宝每天的基本所需即可，相当于孕妈妈每天多吃 1 盘青菜和 1 碗米饭，或者是增加 2 个苹果的摄入量，这样不会导致胎宝宝长得过大，对顺产也有一定的帮助。

好的饮食搭配更有利于控制体重

在孕期，孕妈妈在饮食和运动方面都有着许多限制，养成良好的饮食习惯尤为重要，对于保持体重有事半功倍的作用。比如下午加餐，孕妈妈在吃糖分较高的水果时，搭配一块富含蛋白质的鸡蛋饼，会让孕妈妈更有饱腹感，既不用担心营养过剩，也能吃得够营养。

瘦孕，整个孕期甜食都要少吃

饼干、蛋糕等甜食的热量高，营养价值却不如蔬果、粮食高，孕妈妈多吃很容易长胖，因此，在整个孕期，孕妈妈都要控制吃甜食的量，避免摄入的热量过高，导致脂肪堆积。孕妈妈可以在没有胃口的时候吃一小块，但最好不常吃。

要保持体重，晚餐不宜这样吃

孕妈妈要保证营养的足量摄入，又要保证体重不增长太多，晚餐吃得科学很重要，孕妈妈应记住下面三点。

晚餐不宜过迟：如果晚餐时间与上床休息时间间隔太近，不但会造成脂肪堆积，还会加重胃肠道的负担，导致孕妈妈难以入睡。

晚餐不宜进食过多：晚上吃太多的话，易出现消化不良及胃痛等现象，热量也不容易被消耗，久而久之就会让孕妈妈的体重直线上升。

不宜吃太多肉蛋类食物：在晚餐进食大量蛋、肉、鱼，而活动量又很小的情况下，多余的营养会转化为脂肪储存起来，使孕妈妈越来越胖，还会导致胎宝宝增长太快、太大，不利于顺产。

为控制体重，晚餐不吃主食也不对

孕妈妈不要为了不让体重增加，就不吃主食，这样营养摄入会失衡。可以吃半份白米饭，加一小块蒸南瓜或者一个蒸土豆。这样吃能做到粗细搭配，营养也会更丰富，不光补充了蛋白质，还补充了膳食纤维，有助于孕妈妈控制体重。

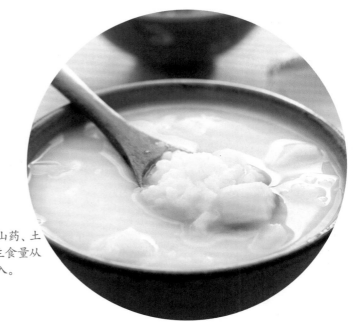

熬粥时可以添加山药、土豆等食材，控制主食量从而降低热量的摄入。

怀孕也要动起来

本月，孕妈妈的肚子越来越大，适当做舒缓的运动，不仅能控制好体重，还能缓解不适。

孕妇操：双角式运动

这套孕妇操可以伸展两腿腿肚子和手臂的肌肉，还能强健骨盆区域和下背部肌肉，具有强壮肾脏的功效，有助于缓解尿频。

运动部位

此运动不仅可以增强四肢力量，还可以舒展背部，让孕妈妈感觉更舒适。

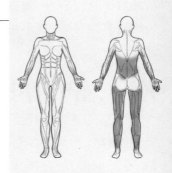

运动频率：每天早晚各 1 次，每次 5~10 组。

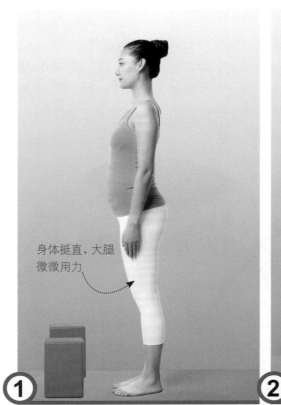

身体挺直，大腿微微用力

两腿微微用力，稳定身体

① 站山式于垫子中央，将瑜伽砖摆放在垫子前端。

② 双脚向两侧打开，分开的宽度与自己的小腿等长，双手放于髋关节两侧，如果可以，尽可能将手肘向身体后方移动多一些，体会胸腔的开阔与伸展以及脊椎延长向上的感觉。

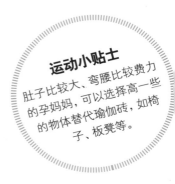

运动小贴士

肚子比较大、弯腰比较费力的孕妈妈，可以选择高一些的物体替代瑜伽砖，如椅子、板凳等。

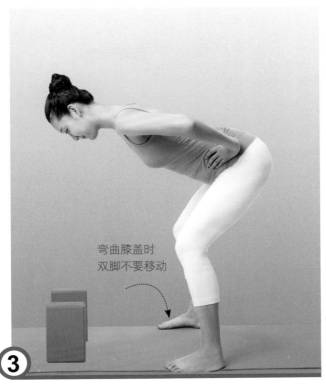

弯曲膝盖时
双脚不要移动

③ 吸气,呼气时慢慢屈膝,身体向前摆至身体与地面接近平行的位置,将重心稳定在自己的双脚上。

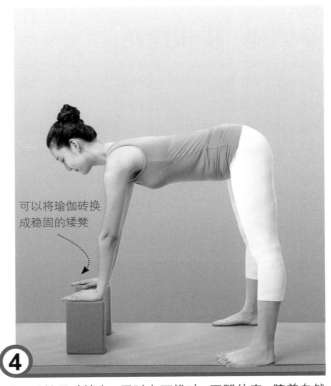

可以将瑜伽砖换成稳固的矮凳

④ 双手放于砖块上,同时向下推砖,双腿伸直,膝盖自然地向上提起,体会大腿发力的感觉,以此来找到脊椎向前延伸的感觉。保持此姿势 5~10 组呼吸。

动一动,缓解背部不适

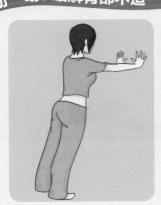

○靠墙俯撑 1
面对墙一臂距离站立,双脚分开,与肩同宽,双手手掌贴墙。

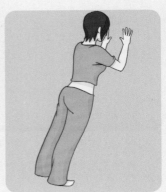

○靠墙俯撑 2
慢慢呼气的同时屈臂,注意从头到脚保持一条直线。

孕妇操：步步莲花

在整个练习的过程中，记住放松上半身，动作进行时腹部应避免用力过猛。腿部伸展动作的大小以不摇晃上半身为准。长期练习这套孕妇操，还可以加强骨盆区域的支撑能力，有效预防骨盆倾斜。

运动部位

这套动作可以锻炼腿部，拉伸小腿肌肉，预防孕期静脉曲张。

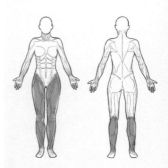

运动频率：每天晚上做 1 次，每次 2~4 组。

脚尖绷直

两肩尽力下压

① 仰卧，双手自然放于身体两侧，掌心贴地面，调整呼吸至气息匀称。保持背部平直放松的状态，感觉背部劳累时可多躺 1 分钟，使背部得到充分休息。

运动小贴士

这套动作看似简单，其实很耗费体力，所以不宜在饥饿状态下做，此外，孕妈妈在感觉到累时，可先休息一下。

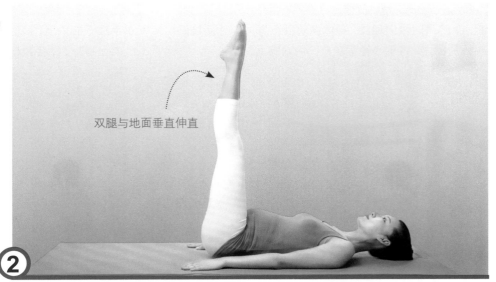

双腿与地面垂直伸直

② 吸气，双腿竖直上举，直到与地面垂直。绷紧脚尖，体会腿部肌肉被拉伸的感觉，然后再绷紧脚跟，拉伸小腿和大腿后侧的肌肉。

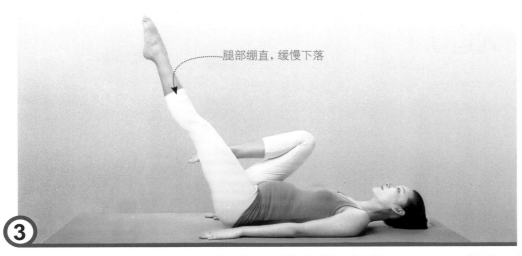

腿部绷直，缓慢下落

③

呼气，左腿绷直下落，直至
与地面成 60° 角。右腿屈
膝，大腿向胸口方向弯曲
靠拢。

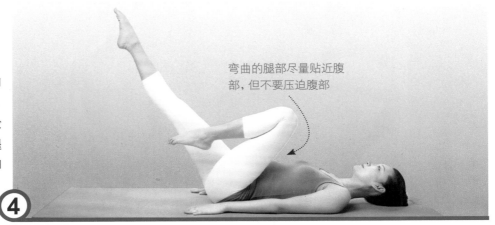

弯曲的腿部尽量贴近腹
部，但不要压迫腹部

吸气，双腿交换动作，右腿向
斜上方伸直，左腿屈膝向胸口
方向弯曲。自然呼吸，双腿轮
替，如蹬自行车。呼气，双腿
慢慢落地，伸直并拢，身体仰
卧休息，恢复至初始姿势。

④

动一动，缓解腿脚不适

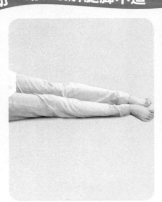

○舒缓腿部 1
躺在床上，腿部绷直，转
动脚腕，做圆周运动。

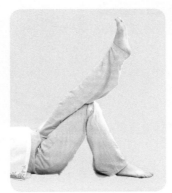

○舒缓腿部 2
将一条腿屈起，另一条腿搭在
上面，保持 5 组呼吸，换另一
条腿进行。

孕妇操：健腿蹲式运动

这是一套能够让分娩更加顺利的运动，孕妈妈可以在整个孕期都进行此运动。每次最好在饭后 2 小时后进行，以免引起不适。

运动部位

此运动可加强双膝、脚踝、大腿、手臂肌肉力量，也能强化腹部脏器功能，为孕妈妈分娩做好准备。

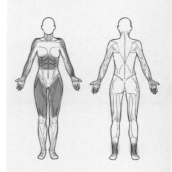

运动频率：每周两三次，每次 5~8 组。

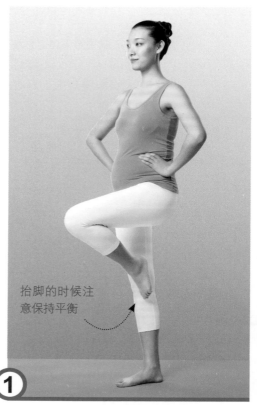

抬脚的时候注意保持平衡

① 先做一下热身运动，因为此运动对腿部和双脚压力较大，所以可以活动一下双脚和腿部，做做脚尖运动，腿部抬一抬，都可以达到热身的效果。

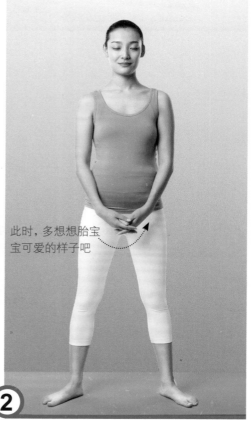

此时，多想想胎宝宝可爱的样子吧

② 做完热身运动后，做基本站立式动作。在感到舒适的情况下将双脚分开，双脚脚尖指向外侧。双手十指相交，两臂轻松地下垂。在这个过程中调整呼吸至均匀状态，也可以闭起眼睛静静冥想片刻。

运动小贴士
在做动作时一定要挺直背部，切不可弓着腰。并在极限边缘尽量长时间保持姿势。

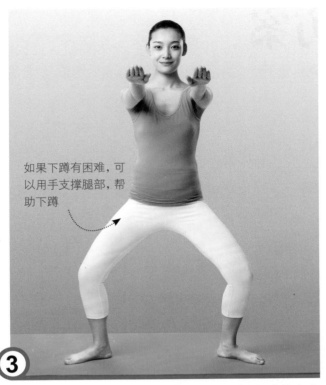

如果下蹲有困难，可以用手支撑腿部，帮助下蹲

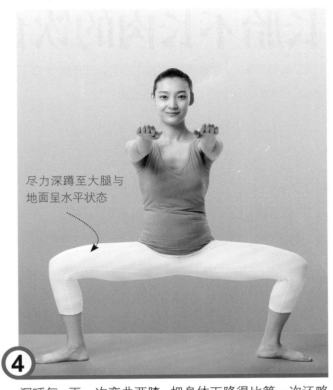

尽力深蹲至大腿与地面呈水平状态

③ 呼气，两膝弯曲，慢慢将身躯降低，同时，两臂伸直向前举平。降低约30厘米后，吸气，缓缓伸直双腿恢复直立。整个动作一定要轻柔，不要猛蹲猛站，以免使心率加快，使腿部压力过大。

④ 深呼气，再一次弯曲两膝，把身体下降得比第一次还略微低一些，然后恢复直立。

动一动，缓解腿部不适

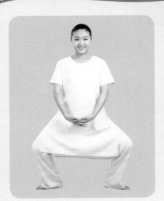

○抱肚下蹲 1
两脚宽阔地分开，双脚脚尖指向外侧，双手十指相交，两臂轻松下垂，做环抱肚子状，弯曲双膝，身体慢慢下降，维持半蹲状态15秒，恢复直立姿势。

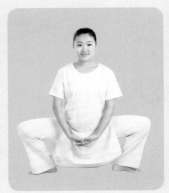

○抱肚下蹲 2
再一次弯曲两膝，上身挺直，让身体下蹲得比第一次略低一些，尽力做到大腿与地面平行的姿势，然后恢复直立。

长胎不长肉的饮食方案

本月孕妈妈需要将更多的精力放到增加营养上，食物花样要不断变换，还要格外注意体重的增长，饮食需要做到丰富多样，荤素、粗细搭配均匀。

6 种食材

5 分钟

197 千焦/100克

水果可根据喜好随意更换，但应尽量选择应季水果。

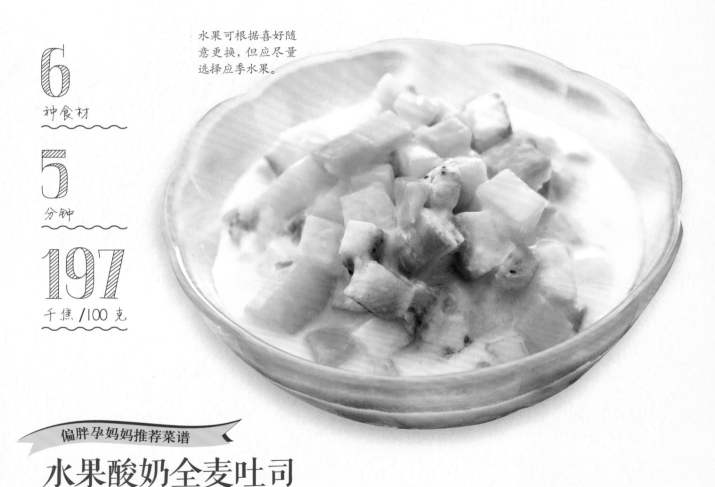

偏胖孕妈妈推荐菜谱

水果酸奶全麦吐司

★ 原料：全麦吐司2片，酸奶1杯，蜂蜜、木瓜、哈密瓜、猕猴桃各适量。

★ 做法：① 将全麦吐司切成方丁。② 所有水果洗净，木瓜、哈密瓜、猕猴桃分别去皮。③ 所有水果切成丁。④ 将酸奶倒入碗中，调入适量蜂蜜，再加入全麦吐司丁、水果丁搅拌均匀即可。

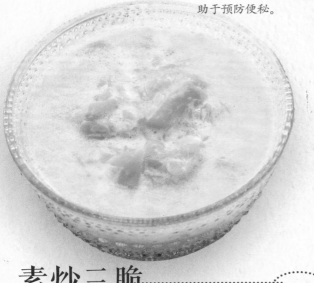

将南瓜换成红薯也有助于预防便秘。

南瓜浓汤

★ 原料：南瓜 300 克，牛奶 200 毫升，黄油 10 克，洋葱适量。

★ 做法：① 南瓜去皮去子，切块；洋葱洗净，切丁。② 锅内加黄油、洋葱丁，加热至黄油融化、洋葱变软。③ 再加入南瓜块、牛奶，煮至南瓜软烂，搅拌均匀即可。

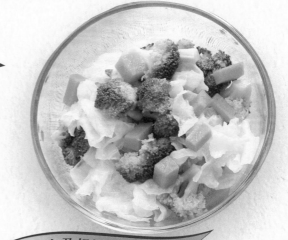

素炒三脆

★ 原料：银耳 30 克，胡萝卜、西蓝花各 100 克，水淀粉、盐、姜片、香油各适量。

★ 做法：① 银耳泡发，剪去老根，掰成小朵，待用；胡萝卜洗净切丁。② 西蓝花洗净，掰成小朵；锅内加水烧热，焯熟西蓝花。③ 油锅烧热，爆香姜片，放入胡萝卜丁、银耳、西蓝花翻炒片刻，调入水淀粉和盐，炒至匀后淋入香油即可。

香芒牛柳

★ 原料：牛里脊 200 克，芒果 1 个，青椒、红椒各 20 克，鸡蛋清、盐、白糖、料酒、淀粉各适量。

★ 做法：① 牛里脊切成条，加鸡蛋清、盐、料酒、淀粉腌制 10 分钟；青椒、红椒洗净，去子切条；芒果去皮，取果肉切粗条。② 油锅烧热，下入牛里脊条，快速翻炒，加白糖、青椒条、红椒条翻炒。③ 出锅前放入芒果条，翻炒均匀即可。

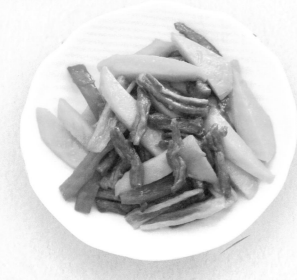

体弱孕妈妈推荐菜谱

蒸龙利鱼柳

★ 原料：龙利鱼 1 块，盐、料酒、葱花、姜丝、豆豉各适量。

★ 做法：① 龙利鱼提前一晚放入冷藏解冻，解冻后用盐、料酒、葱花、姜丝腌制 15 分钟，入蒸锅，大火蒸 6 分钟，取出备用。② 油锅烧热，爆香葱花，加入豆豉翻炒，淋在蒸好的龙利鱼上即可。

1
种食材

30
分钟

280
千焦 /100 克

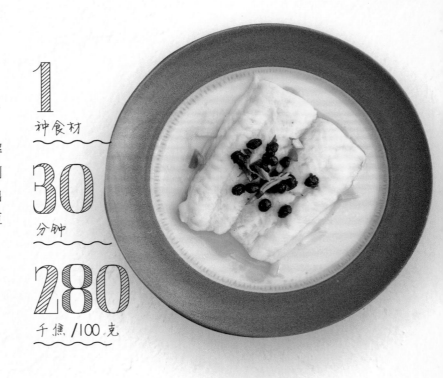

松子富含不饱和脂肪，鸡肉富含蛋白质，适合给身体虚弱的孕妈妈加餐食用。

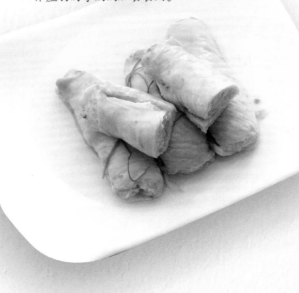

松子鸡肉卷

★ 原料：鸡肉 100 克，虾仁 50 克，松子 20 克，胡萝卜碎丁、鸡蛋清、淀粉、盐、料酒各适量。

★ 做法：① 将鸡肉洗净，切成薄片。② 虾仁洗净，剁成蓉，加入胡萝卜碎丁、盐、料酒、鸡蛋清和淀粉搅拌均匀。③ 在鸡肉片上放虾蓉和松子，卷成卷儿，入蒸锅大火蒸熟即可。

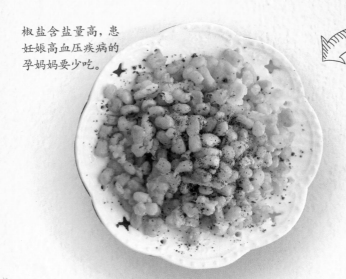

椒盐含盐量高,患妊娠高血压疾病的孕妈妈要少吃。

椒盐玉米

★ 原料:玉米粒半碗,鸡蛋清、淀粉、椒盐各适量。

★ 做法:① 玉米粒中加鸡蛋清搅匀,再加淀粉搅拌均匀。② 油锅烧热,倒入玉米粒,过半分钟之后再翻动,炒至玉米粒呈金黄色盛出。③ 将椒盐撒在玉米粒上,食用时搅拌均匀即可。

意式蔬菜汤

★ 原料:胡萝卜、南瓜、西蓝花、白菜各 100 克,洋葱 1 个,蒜末、高汤、橄榄油各适量。

★ 做法:① 胡萝卜、南瓜分别洗净,切小块;西蓝花洗净掰小朵;白菜、洋葱洗净,切碎。② 锅内放橄榄油,中火加热,放洋葱碎翻炒至洋葱变软。③ 锅内放蒜末和所有蔬菜,翻炒 2 分钟。④ 倒入高汤,烧开后转小火炖煮 10 分钟即可。

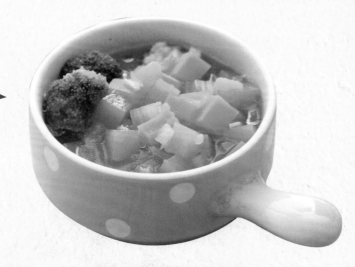

芝士炖饭

★ 原料:米饭 100 克,番茄 1 个,芝士 2 片,盐、橄榄油各适量。

★ 做法:① 芝士切碎;番茄洗净切块。② 米饭蒸热,放入芝士碎块、番茄块,再调入盐,继续蒸。③ 待芝士完全融化后,加入适量橄榄油,拌匀即可。

白菜豆腐粥

★ 原料：大米 100 克，白菜叶 50 克，豆腐 60 克，葱丝、盐各适量。

★ 做法：① 大米淘洗干净，倒入盛有适量水的锅中熬煮。② 白菜叶洗净，切丝；豆腐洗净，切块。③ 油锅烧热，炒香葱丝，放入白菜叶、豆腐块同炒片刻。④ 将白菜叶、豆腐块倒入粥锅中，加适量盐继续熬煮至粥熟。

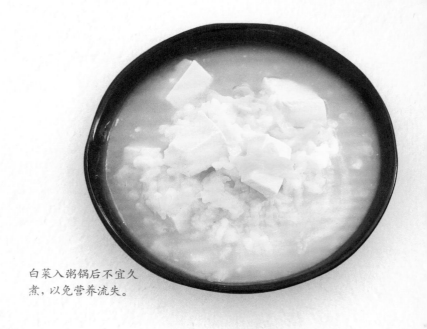

白菜入粥锅后不宜久煮，以免营养流失。

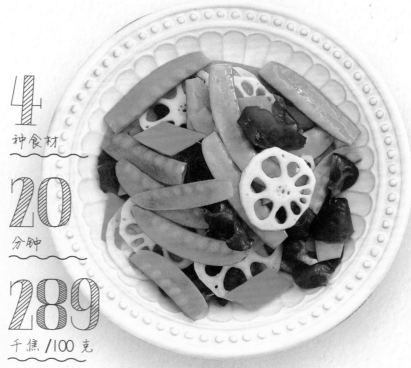

4
神食材

20
分钟

289
千焦/100克

荷塘小炒

★ 原料：莲藕 100 克，胡萝卜、荷兰豆各 50 克，木耳、盐、水淀粉各适量。

★ 做法：① 木耳泡发，洗净，撕小朵；荷兰豆择洗干净；莲藕去皮，洗净，切片；胡萝卜去皮，洗净，切片；水淀粉加盐调成芡汁。② 将胡萝卜片、荷兰豆、木耳、莲藕片分别放入沸水中焯至断生，捞出沥干。③ 油锅烧热，倒入焯断生的食材翻炒出香味，浇入芡汁勾芡即可。

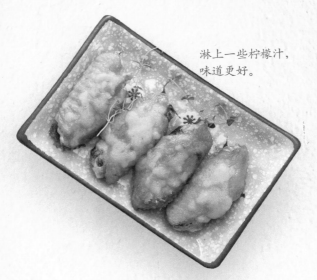

淋上一些柠檬汁，味道更好。

奶酪鸡翅

★ 原料：鸡翅 4 个，黄油、奶酪各 50 克，盐适量。

★ 做法：① 将鸡翅清洗干净，并将鸡翅从中间划开，撒上盐腌制 1 小时。② 将黄油放入锅中融化，待油温升高后将鸡翅放入锅中。③ 用小火将鸡翅彻底煎熟透，然后将奶酪擦成碎末，均匀撒在鸡翅上，待奶酪融化，盛出即可。

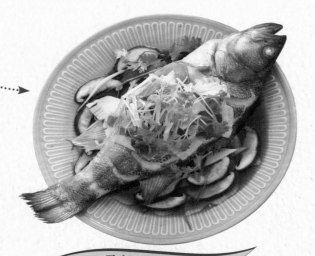

清蒸鲈鱼

★ 原料：鲈鱼 1 条，香菇 4 朵，火腿 40 克，笋片 30 克，盐、料酒、酱油、姜丝、葱丝、香菜叶各适量。

★ 做法：① 鲈鱼处理干净放入蒸盘中；香菇洗净，切片，摆在鱼身内及周围处。② 火腿切片，与笋片一同码在鱼身上；将姜丝、葱丝均匀放在鱼身上，加盐、酱油、料酒。③ 锅中加适量水，大火烧开，放上蒸屉，放入鱼盘，大火蒸 8~10 分钟，鱼熟后取出，加入香菜叶即可。

肉末菜粥

★ 原料：大米 30 克，猪肉末 20 克，青菜、葱末、姜末、盐各适量。

★ 做法：① 将大米淘洗干净，熬成粥；青菜洗净，切碎备用。② 油锅烧热，加入葱末、姜末煸香，倒入切碎的青菜末，与猪肉末一起炒散。③ 将猪肉末和青菜碎倒入粥内，加盐调味，稍煮即可。

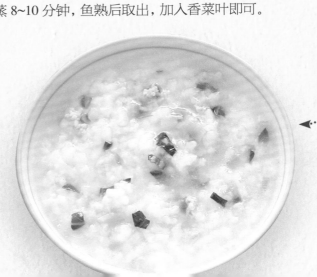

孕 6 月体重增长目标

体重标准孕妈妈本月增长目标
1.5 千克

体重偏轻孕妈妈本月增长目标
2.0 千克

体重偏重孕妈妈本月增长目标
1.1 千克

孕6月

经过前面几个月的饮食调养和适当运动, 孕妈妈的体重是否控制在正常范围内了呢? 本月孕妈妈还要坚持均衡的营养摄入, 并注意关注体重变化, 尽量使体重在正常范围内稳步增长。

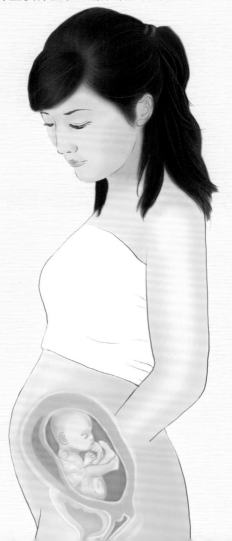

孕妈妈胎宝宝变化

孕妈妈腹部越来越大,越来越有孕味了,胎宝宝的各个器官都在飞速发育,体重也在稳步上升,向着新生儿的样子变化着。

子宫压迫,孕妈妈有些不舒服

孕 6 月,孕妈妈会发现肚子越来越突出,体重日益增加。由于增大的子宫压迫了肺部,孕妈妈还会感觉到呼吸困难、消化不良等。另外,因为增大的子宫压迫下腔静脉,使盆腔及下肢血管的血液淤积,压力增大,加上孕激素的作用,孕妈妈容易出现下肢水肿、静脉曲张等问题。

胎宝宝长出胎脂了

这个月末,胎宝宝体重会达到 630 克,但是由于皮下脂肪尚未产生,胎宝宝现在就像个小老头。胎宝宝身上覆盖了一层白色的、滑腻的胎脂,用以保护皮肤,免受羊水的损害。胎宝宝的血管清晰可见,皮肤上有了汗腺,指甲完全形成并且越长越长。胎宝宝不仅会咳嗽、打嗝、皱眉、眯眼,还会分辨子宫内外的声音了,现在是培养亲子感情的最佳时期,孕妈妈一定要多和胎宝宝说话。

孕妈妈和胎宝宝增重对比

等到了怀孕第 24 周,孕妈妈体重大约增加了 6 千克,相当于 1 个中小型西瓜的重量。由于子宫增大、加重,体态会逐渐发生脊椎向后仰、身体重心前移等变化。

胎宝宝身长约 30 厘米,体重达到约 630 克,身体比例也慢慢匀称起来了。

胎宝宝的体重变化	孕妈妈的体重变化

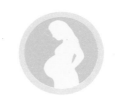

胎宝宝只有约 3 个较小的梨那么重。

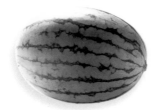

孕妈妈已经增长了一个西瓜的重量,行动也变得更辛苦了。

孕6月要事提醒

在孕6月这段轻松而安稳的时光里，胎宝宝稳定而快速地成长着，而孕妈妈可能会觉得自己变得更加笨拙了，这是很正常的，只要孕妈妈平时多注意一些，完全可以顺利迎接分娩。

1 要做妊娠糖尿病筛查和大排畸

本月有两项很重要的检查，即妊娠糖尿病筛查和大排畸检查，都是保证胎宝宝和孕妈妈健康发育、顺利分娩的重要检查，孕妈妈可别忽视产检。

2 妊娠糖尿病筛查需空腹抽血

妊娠糖尿病筛查需要空腹抽血，孕妈妈早上记得别吃饭，而且在检查前几天都别吃太多水果，前一天晚上8点以后还要禁食。

3 开始自测胎动

一般情况下，本月开始就会有明显胎动，胎动是胎宝宝向孕妈妈反应身体状况的途径，孕妈妈要坚持自测胎动。胎动突然增加、减少都要及时就医。

4 注意补铁

胎宝宝继续发育，对铁的需求逐渐增加，孕妈妈容易出现脸色苍白、四肢无力等贫血症状，此时应多吃一些富含铁和维生素C的食物。

5 吃富含维生素C的水果

孕妈妈适当多吃一些养颜的蔬果，如富含维生素C的猕猴桃、番茄等，让孕妈妈在不能化妆的孕期也能保护好皮肤，让美丽不因胎宝宝的到来而中断。

6 预防水肿，避免久站、久坐

孕妈妈的肚子渐大，易压迫到孕妈妈的下肢，引起腿部水肿，孕妈妈应避免久站、久坐。

7 锻炼腰部肌肉力量

胎宝宝不断成长，孕妈妈身体负荷越来越大，经常腰酸背痛，这时候需要注意加强腰部、腹部和背部肌肉的锻炼，并避免长时间站立。

8 缺钙孕妈妈多晒太阳

缺钙的孕妈妈容易出现腿抽筋的情况，孕妈妈除了注意补充钙质外，还要多晒太阳，对于促进钙的吸收很有帮助。

孕 6 月体重管理

本月随着胎宝宝的长大，孕妈妈的肚子也越来越大，体重也在不断增加，孕妈妈一定要控制好体重，千万别吃出太多赘肉。孕妈妈可以采用均衡、适量的饮食加上适度运动的方法来控制体重。

盲目进补易超重

本月是胎宝宝迅速发育的时期，胎宝宝除了迅速增长体重外，一些组织器官还在分化、增长。孕妈妈既要保证胎宝宝的正常发育，还要控制自身体重的增长，这似乎是不可能的，但其实有方法，就是做到不要盲目吃很多东西，否则，不仅胎宝宝所需的营养没有得到充足的补充，还会导致孕妈妈体重超标。那么，孕妈妈就要根据本月胎宝宝的需要进行进补，吃一些营养又不易发胖的食物，如芦笋、南瓜等。

用南瓜、红薯等做汤，补充营养又不易长胖。

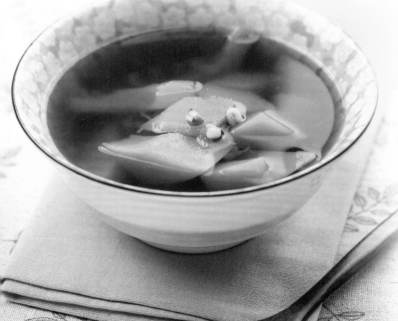

适度增加热量不长胖

一般来说，在进入孕中期后，孕妈妈每日对热量的需求量要比孕早期增加约 840 千焦，这是为了满足胎宝宝的发育需要，但是每个人的热量增加量是不一样的，孕妈妈的生活状况不一样，热量增加也不同。有的孕妈妈是全天在家待产，运动量不大，就不能增加太多热量，否则不但不会让胎宝宝发育得更好，还会让孕妈妈越孕越胖。

而有的孕妈妈依然在工作，每日上下班路途中的运动量也相对较大，因此，就要相对多摄入一些热量，以保证给胎宝宝提供充足的能量。

隔天节食不可取

这个月，孕妈妈的肚子快速长大，体重也在飞速增长，有些孕妈妈在孕前会采用隔天节食的方法让自己瘦下来，可是这个方法在孕妈妈身上可不适用。因为胎宝宝的发育是依靠孕妈妈每天摄入的营养，如果孕妈妈突然减少饮食，就容易导致供给胎宝宝的营养减少，将会影响到胎宝宝的正常发育。而对于因吃多了想减少食量的孕妈妈，多摄入的营养已经堆积成了脂肪，就算隔天节食，堆积的脂肪也不能马上变成能量提供给孕妈妈，反而会导致孕妈妈的新陈代谢减慢，变得更胖了。

良好的饮食习惯有益于控制体重

有的孕妈妈喜欢边看电视边吃零食，不知不觉进食了大量的食物，这个饮食习惯很不好，容易造成营养过剩，导致脂肪堆积，使孕妈妈体重迅速增长。孕妈妈要注意饮食有规律，控制食量且按时进餐。如果孕妈妈总感觉饿，想要吃些零食，可以选择一些热量较低的蔬菜和水果，制成沙拉来吃，但不要选择糖果、油炸薯片等高热量食物作为零食。

全麦制品能有效控制体重

专家建议孕妈妈适当吃一些全麦饼干、麦片粥、全麦面包等全麦食品。全麦制品可以让孕妈妈保持充沛的精力，还富含膳食纤维，让孕妈妈有饱腹感，可以延缓饥饿感的来临，促进体内废物排出，以此来帮助孕妈妈达到控制体重的目的。

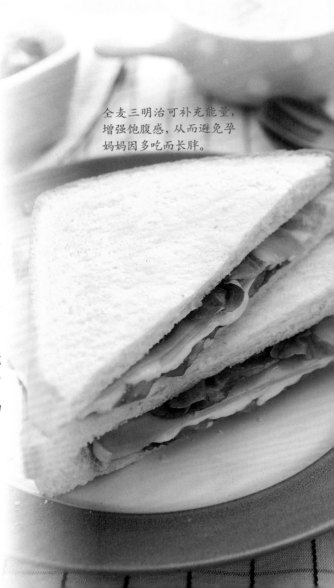

全麦三明治可补充能量，增强饱腹感，从而避免孕妈妈因多吃而长胖。

膳食纤维帮助控制体重

膳食纤维可以促进胃肠道蠕动，加快食物通过消化道的速度，降低肠道对脂肪的吸收率，而且膳食纤维具有很强的持水性，它吸水后使肠内容物体积增大，大便变松变软，能够起到防治便秘的作用，从而帮助孕妈妈达到控制体重的目的。富含膳食纤维的食物有全麦饼干、全麦面包、燕麦、魔芋、芹菜、红薯、胡萝卜等。

喝低糖饮料也会长胖

孕妈妈有时候会嘴馋，想要喝饮料，又怕摄入糖分过多，就选用无糖或低糖饮料，其实绝大多数无糖、低糖饮料中虽然没有或者少量添加蔗糖，但有很多代糖物质、添加剂及色素，孕妈妈喝了还是会长胖，而且不利于自己和胎宝宝的健康。

可尝试增加运动量控制体重

孕 6 月，孕妈妈可以在身体没有不适的前提下，适当增加一些运动量了，这样能够让孕妈妈在体重快速增长的孕 6 月有效管理体重。当然，这里所说的增加运动量，并不是让孕妈妈增加运动强度，而是提高运动频率、延长运动时间。比如原本每周进行 3 次孕妇瑜伽，本月可以增加到每周四五次；散步每天 30 分钟，可以增加到每天 40 分钟等。

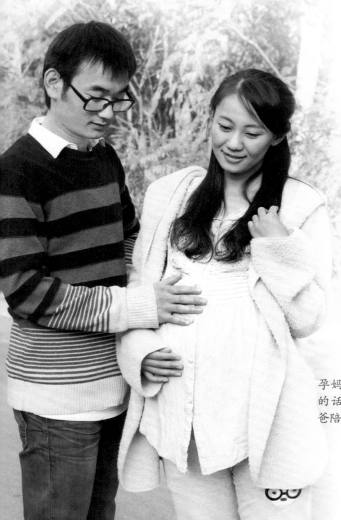

孕妈妈散步时间长的话，最好让准爸爸陪同。

视自身情况选择适宜的运动

孕妈妈一定要根据自己以前的运动情况来选择适宜的运动，如果以前一直没有运动，那么可以做一些轻微的活动，比如散步、孕妇瑜伽等运动；如果以前孕妈妈一直坚持运动，除了散步、孕妇瑜伽等运动外，还可以游泳，但切记不要做爬山、登高、蹦跳之类的剧烈运动，以免发生意外。

瘦孕要注意，运动不过量

本月孕妈妈在通过运动控制体重时，应注意不要运动过量，运动过量不仅会对孕妈妈的身体不利，还会给胎宝宝造成危害。因为孕妈妈在运动时，胎盘血液和运动肌肉血液会形成竞争分配的现象，运动过量，供给胎宝宝的血液就会不足，而且在孕妈妈过量运动时，血管动脉中的氧分减少，胎宝宝的心跳会增快，甚至出现胎宝宝缺氧的情况。

以过量运动来控制体重危害大

如果孕妈妈运动过量，胎宝宝的心跳、血液循环势必受到影响，而且随着孕妈妈的体温升高，胎宝宝的体温也会升高，有时甚至会出现运动导致的"胎儿过热症"，此症状对胎宝宝来说是相当危险的。

职场孕妈妈控制体重准则

普通职场女性因为久坐，活动量不大，午餐、下午加餐摄入高热量和高糖分的饮食等原因，很容易就长胖了。而处在孕期中的职场孕妈妈在本月还要面对日渐增强的饥饿感，就更容易吃多了，最终导致体重增长超过了标准。

其实，职场孕妈妈想要控制体重增长也不难，首先要避免下午加餐时进食高热量饼干和高糖分饮料，改吃一些新鲜的糖分较少的水果，减少每天热量的摄入。其次，要在工作期间多站起来走动，适度增加每天运动量。

工作餐怎么吃不长胖

职场孕妈妈的工作餐往往是跟同事外出就餐，餐厅的食物往往多油，会使孕妈妈长胖，而且营养流失大，孕妈妈要为了自己和胎宝宝的健康有所选择，想要做到健康、不长胖，可以注意从以下几方面来入手：

1. 孕妈妈选择用大量蔬菜烹制的食物，保证每天绿叶蔬菜的充足摄入。

2. 油炸食物应当剥去外皮后再食用。

3. 对于较肥的肉类，孕妈妈应先去掉脂肪部分再食用。

4. 吃主食、甜点要适量。

5. 吃面条类食品时，不要把汤全部喝完。

6. 不要喝市售的含糖饮料，喝自制的番茄汁、果汁会更好。

加餐选低糖、低热量水果，瘦孕很简单

在工作间歇，很多职场孕妈妈都会感到有些饥饿，这个时候不要忍着，吃一些热量低的水果，可以有效为胎宝宝和孕妈妈补充营养，减轻孕妈妈的饥饿感。另外，这些低热量、低糖水果不易让孕妈妈长胖，孕妈妈不用担心超重。

1. 苹果：苹果热量低、饱腹感强，还有助于防止腿部水肿，是瘦身时食用的金牌食材。

2. 菠萝：菠萝有助于蛋白质的分解，与肉食一同食用，可以避免脂肪在体内堆积。

3. 香蕉：香蕉的热量较低，下午吃1根，就可以缓解饥饿感，防止孕妈妈摄入过多。

4. 柠檬：柠檬中含有柠檬酸，可以促进热量代谢，孕妈妈在下午给自己泡1杯柠檬水，既可控制体重，又可补充足量的维生素C。

5. 猕猴桃：猕猴桃能帮助孕妈妈预防便秘，辅助达到控制体重增长的效果。

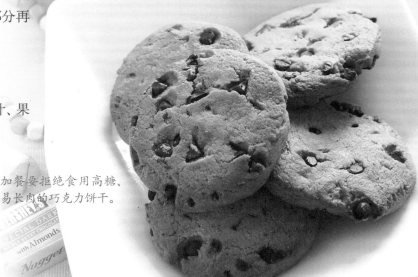

加餐要拒绝食用高糖、易长肉的巧克力饼干。

怀孕也要动起来

孕 6 月，孕妈妈常会出现腰背酸痛的症状，如果孕妈妈能做一些缓解腰背部肌肉压力的动作，会令孕妈妈整个孕期轻松很多。

孕妇操：摩天式

随着孕周增加，孕妈妈更容易出现腰酸背痛的现象，因此一定要加强锻炼，增强腰背部的力量和韧性，才能有效避免孕晚期的腰酸背痛，让孕妈妈快乐度过孕期。

运动部位

此运动可有效按摩肩背部和腰部肌肉，舒缓肩背部压力。

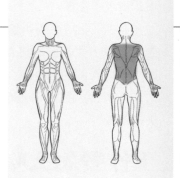

运动频率：每天不限次数，工作间歇都可以做。

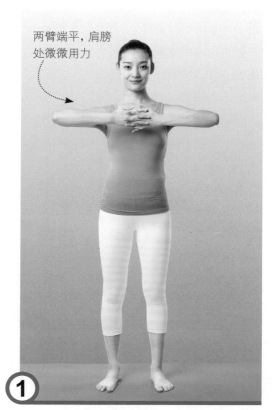

两臂端平，肩膀处微微用力

① 自然站立，双脚分开与肩同宽，双手十指交叉放于胸前，吸气。一定要调整好呼吸，气息不匀时保持此姿势，多做几次深呼吸。

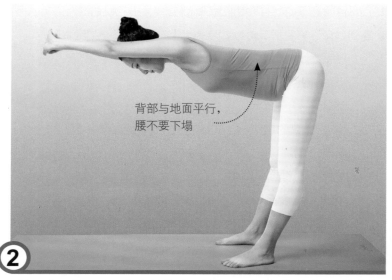

背部与地面平行，腰不要下塌

② 呼气，交叉的双手尽力向前伸展，膝盖不要弯曲，拉伸背部，使背部、手臂在一条直线上，并与腿部形成 90°，然后再恢复到自然站立姿态，并吸气。

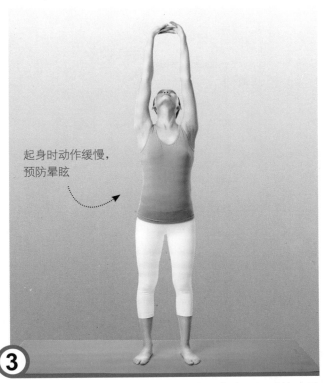

起身时动作缓慢，
预防晕眩

③ 交叉的双手慢慢由下向上，举到头顶上方，同时抬头看向手。尽力向上伸展，使胸部打开，腰部挺直。

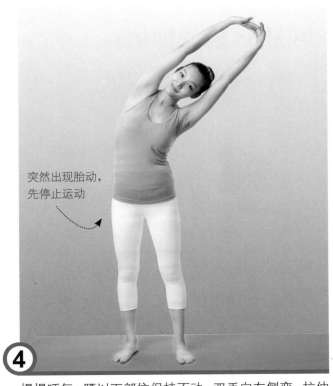

突然出现胎动，
先停止运动

④ 慢慢呼气，腰以下部位保持不动，双手向左侧弯，拉伸腰侧、背侧肌肉，保持 5~10 秒,然后再换另一侧继续做。

动一动，缓解背部不适

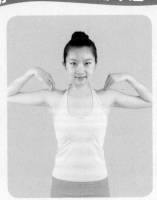

◯ 绕肩运动 1
两手臂弯曲，放于肩上，手指尖置于双肩处。

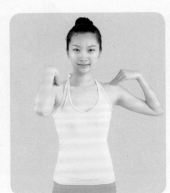

◯ 绕肩运动 2
肘关节向前做划圈动作，然后再向后做，每侧做 10 下，感到上背和肩部肌肉紧张时停止。

孕妇操：猫式伸展

每当猫睡醒了，总会将前腿蹬直，然后向前伸一个大大的懒腰，"猫伸展式"就是模仿猫的这个动作而来。

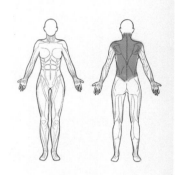

运动频率：每天 2~4 次，每次 1~3 组。

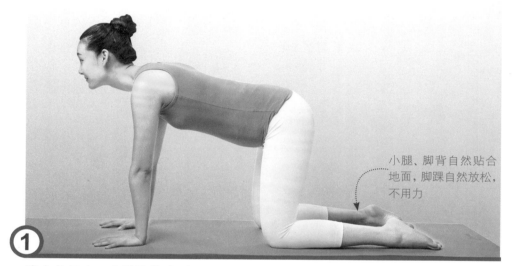

小腿、脚背自然贴合地面，脚踝自然放松，不用力

① 跪在垫子上，感觉膝盖疼时，可以把毯子折起来，垫在膝盖下面。双手双膝着地，分开与肩同宽，两臂向体前推送，直至两臂和两大腿垂直于地面。

运动小贴士
孕妈要保证支撑稳固，最好能够在防滑的瑜伽垫上进行练习。

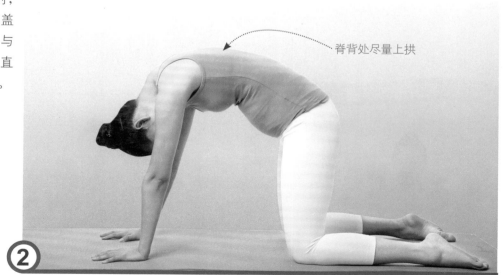

脊背处尽量上拱

② 吸气，弓背，头垂至两臂间，腰腹成拱形。屏气停留，重复 8~12 次。

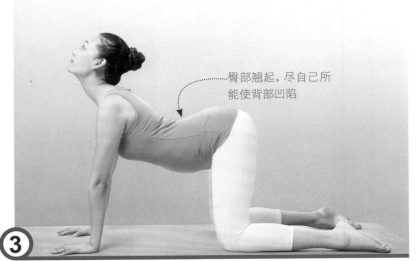

臀部翘起，尽自己所能使背部凹陷

③ 呼气，收缩背部肌肉，压腰，翘臀，打开双肩，挺胸，头尽量向后仰，感觉肚脐沉向地面。同时注意肩膀远离耳朵，手臂和双腿依然有力量，头部没有压在自己的肩关节上，自己练习时，可随着呼吸的节奏做5~8次。

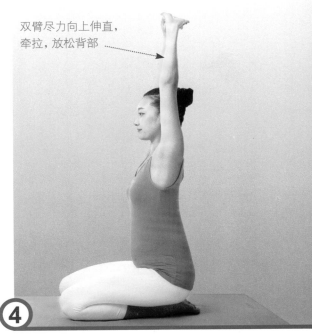

双臂尽力向上伸直，牵拉，放松背部

④ 吸气时回到步骤1，将臀部向后移送到双脚脚跟上，挺直腰背坐在脚跟上，双手掌心向上，十指相对，进行5~10组深呼吸。

动一动，缓解肩背不适

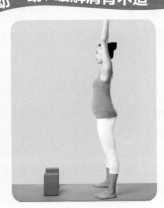

○ 半立前屈1
站立于垫子上，瑜伽砖放在前侧，双脚分开与肩同宽，吸气，手臂从两侧打开向上举过头顶，感受胸廓上提。

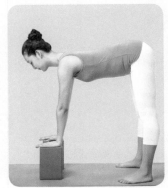

○ 半立前屈2
呼气时，屈膝，身体向前折叠向下，双手落于瑜伽砖上；吸气时再将双腿伸直，膝盖上提，借助双腿的阻力，整个背部向前拉伸。在此体式中可保持5~8组呼吸，起来调整呼吸后，可重复练习。

孕妇操: 半月式

半月式可以减少身心的疲惫, 使身体感到轻盈愉悦, 有舒展下腹部的作用。

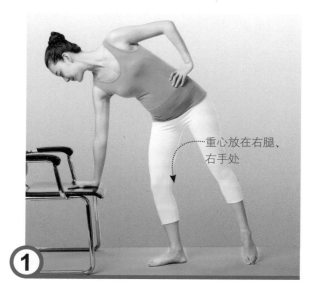

重心放在右腿、右手处

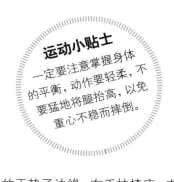

运动小贴士

一定要注意掌握身体的平衡, 动作要轻柔, 不要猛地将腿抬高, 以免重心不稳而摔倒。

椅子放于垫子边缘, 右手扶椅座, 右脚脚尖与右手的方向一致, 稳定支点, 手与脚之间距离与躯干等长, 左手扶于髋关节外侧, 左腿稳定力量, 伸直向后, 脚尖点地, 身体转向左侧。

运动部位

此运动可拉伸上肢肌肉, 也可加强腿部力量。

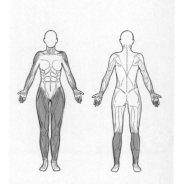

运动频率: 每天早晚各 1 次, 每次 2~5 组。

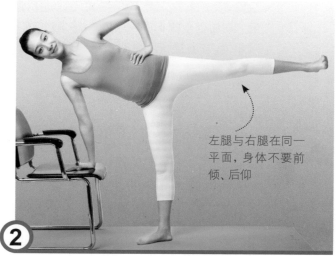

左腿与右腿在同一平面, 身体不要前倾、后仰

将左腿有力地向上抬起, 身体重心随之转到腰部, 着力点为腿脚和手臂, 将左腿抬至与地面平行。

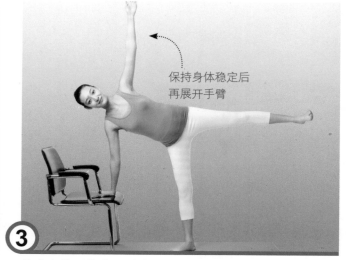

保持身体稳定后再展开手臂

稳定身体后将左手臂向上举起, 与右手臂形成一条直线, 目光向前看, 停留半分钟, 充分体会身体舒展的状态。

孕妇操：侧伸展

孕中期和孕晚期，腰背部需要承受的压力非常大，此时开始，孕妈妈要适当通过侧伸展运动或休息来放松一下背部。

运动部位

此运动可以缓解背部疼痛，强健腹肌，使身体变得轻盈、自在，并有效锻炼腿部肌肉。

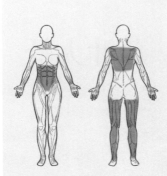

运动频率：每天两三次，每次5~10组。

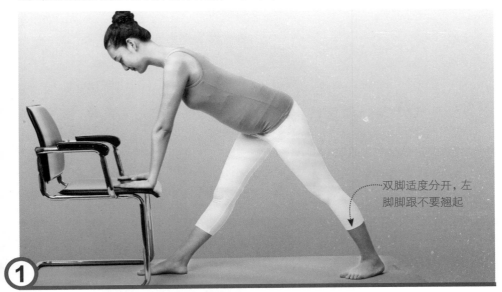

双脚适度分开，左脚脚跟不要翘起

椅子置于垫子前端，双手扶于椅座上，左脚向后撤，离椅子大概一条腿的长度，双脚开度与髋同宽，脚跟下压，吸气时延展背部向前，颈部拉长，在身体前侧创造更多的空间感，同时调整髋关节至平行，感受双腿后侧的拉伸。

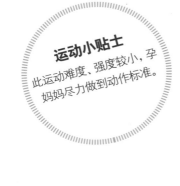

运动小贴士
此运动难度、强度较小，孕妈妈尽力做到动作标准。

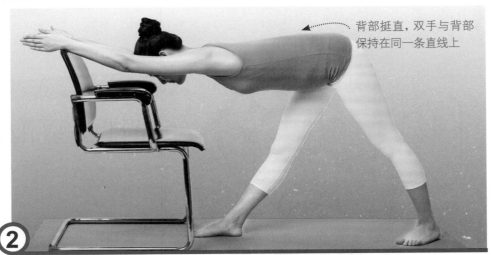

背部挺直，双手与背部保持在同一条直线上

如果感觉步骤1较为简单，可将双手向前向上放置于椅背上方，体会更多侧肋及腋窝的伸展，整条脊椎从尾骨一直延伸至头顶。

长胎不长肉的饮食方案

孕 6 月的时候，胎宝宝需要通过胎盘吸收的营养是孕早期时的五六倍，孕妈妈比之前更容易感觉到饥饿，少吃多餐是这一时期对抗饥饿的好办法。而且，孕妈妈的一日三餐和加餐都要保证质量，宜选择营养丰富的食材。

茄汁大虾

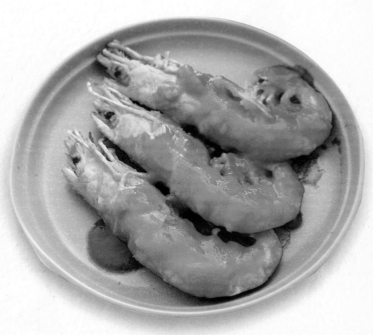

★ 原料：大虾 400 克，番茄酱 30 克，盐、白糖、面粉、水淀粉各适量。

★ 做法：① 大虾洗净去须，去虾线，用盐腌一会儿，再用面粉抓匀。② 油锅烧热，大虾用中火煎至金黄，捞起。③ 锅内留底油，放入番茄酱、白糖、盐、水淀粉和少量水烧成稠汁，把大虾倒入，翻炒片刻即可。

3 种食材

10 分钟

255 千焦/100 克

黄豆易产气，肠胃不好的孕妈妈要少吃。

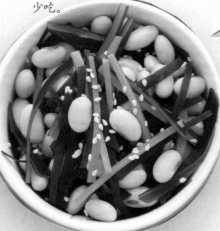

增重过快孕妈妈推荐菜谱

凉拌黄豆海带丝

★ 原料：海带 100 克，黄豆 20 克，胡萝卜半根，熟白芝麻、香油、盐各适量。

★ 做法：① 海带洗净，放入蒸锅中蒸熟，取出切丝；泡发黄豆；胡萝卜洗净切丝。② 泡好的黄豆和胡萝卜丝放入水中煮熟，捞出沥干水分。③ 将海带丝、胡萝卜丝和黄豆放入盘中，调入香油和盐拌匀，撒上熟白芝麻即可。

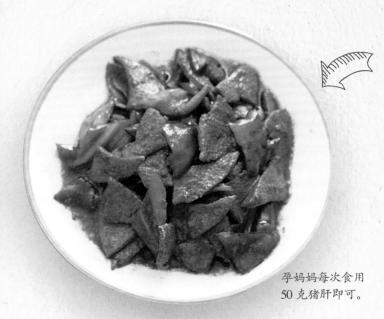

孕妈妈每次食用
50克猪肝即可。

鱼香肝片

★ 原料：猪肝 150 克，青椒 1 个，盐、葱末、白糖、醋、料酒、淀粉各适量。

★ 做法：① 青椒洗净切片；猪肝洗净切片，用料酒、盐、部分淀粉腌制；将白糖、醋及剩余的淀粉调成芡汁。② 油锅烧热，放入葱末爆香，加入浸好的猪肝片炒几下，再放入青椒片翻炒，食材熟后倒入芡汁勾芡即可。

白萝卜粥

★ 原料：白萝卜半根，大米 50 克，红糖适量。

★ 做法：① 白萝卜去皮洗净，切成丝；大米洗净，浸泡 30 分钟。② 锅中放入大米和适量水，大火烧沸后改小火，熬煮成粥。③ 待粥煮熟时，放入白萝卜丝，略煮片刻，加入红糖调味即可。

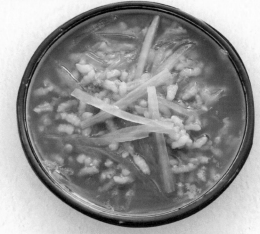

叉烧肉芋头饭

★ 原料：大米 50 克，芋头 100 克，叉烧肉 50 克，葱花适量。

★ 做法：① 芋头洗净，切丁，蒸熟；大米淘洗干净；叉烧肉切丁。② 大米加水蒸熟成饭，盛出后打散；油锅烧热，煸香葱花，放入叉烧肉丁翻炒至熟，盛出备用。③ 将芋头丁和叉烧肉丁放入米饭中，搅拌均匀即可。

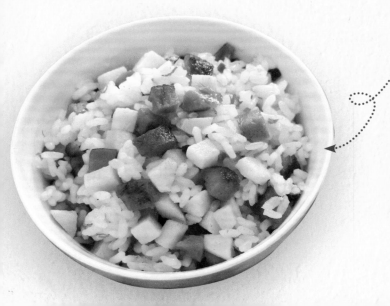

秋葵拌鸡肉

★ 原料：秋葵 5 根，鸡胸肉 100 克，圣女果 5 个，柠檬半个，盐、橄榄油各适量。

★ 做法：① 秋葵、鸡胸肉、圣女果洗净。② 秋葵放入沸水中焯烫 2 分钟，捞出、浸凉，去蒂，切成 1 厘米的小段；鸡胸肉放入沸水中煮熟，捞出沥干，切成 1 厘米的方块。③ 圣女果对半切开；将橄榄油、盐放入小碗中，挤入几滴柠檬汁，搅拌均匀成调味汁。④ 切好的秋葵、鸡胸肉和圣女果放入盘中，淋上调味汁即可。

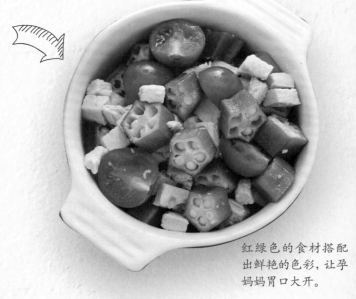

红绿色的食材搭配出鲜艳的色彩，让孕妈妈胃口大开。

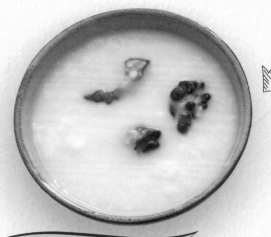

缺钙孕妈妈推荐菜谱

牛奶核桃粥

★ 原料：大米 50 克，核桃仁 3 颗，牛奶 150 毫升，白糖适量。

★ 做法：① 大米淘洗干净，加入适量水，放入核桃仁，大火烧开后转中火熬煮 30 分钟。② 倒入牛奶，煮沸后调入白糖即可。

京酱西葫芦

★ 原料：西葫芦 300 克，虾皮、枸杞子、盐、甜面酱、水淀粉、姜末、高汤、料酒各适量。

★ 做法：① 将西葫芦洗净，切成厚片。② 油锅烧热，倒入姜末、虾皮翻炒，加甜面酱继续翻炒，倒入高汤、料酒、盐，再放入西葫芦片。③ 待西葫芦煮熟后放枸杞子，用水淀粉勾芡，小火收干汤汁即可。

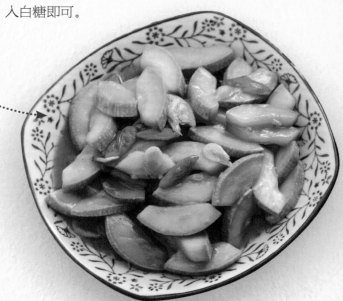

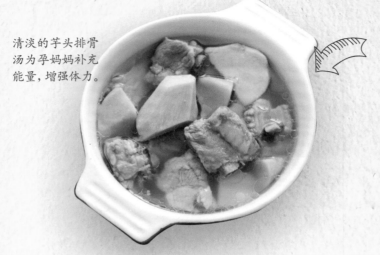

清淡的芋头排骨汤为孕妈妈补充能量，增强体力。

芋头排骨汤

★ 原料：排骨 200 克，芋头 150 克，料酒、葱花、姜片、盐各适量。

★ 做法：① 芋头去皮洗净，切块；排骨洗净，切段，放入热水中汆烫，去血沫后捞出。② 先将排骨段、姜片、葱花、料酒放入锅中，加清水，用大火煮沸，转中火焖煮 15 分钟。③ 拣出姜片，加入芋头块和盐，小火慢煮 45 分钟即可。

消化不良孕妈妈推荐菜谱

山药炒扁豆

★ 原料：山药、扁豆各 200 克，葱花、姜片、盐各适量。

★ 做法：① 山药洗净，去皮，切片；扁豆洗净。② 油锅烧热，放入葱花、姜片炒香，加山药片和扁豆同炒至熟透，加盐调味即可。

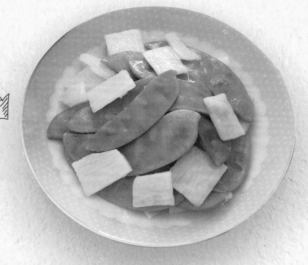

粗细粮搭配食用更有益于孕妈妈的健康。

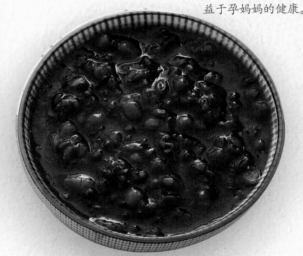

红豆黑米粥

★ 原料：红豆、黑米各 50 克，大米 20 克。

★ 做法：①红豆、黑米、大米分别洗净，用清水泡 2 小时。②将浸泡好的红豆、黑米、大米放入锅中，加入足量水，用大火煮开。③转小火煮至红豆开花，黑米、大米熟透即可。

孕 7 月体重增长目标

体重标准孕妈妈本月增长目标
1.5 千克

体重偏轻孕妈妈本月增长目标
2.0 千克

体重偏重孕妈妈本月增长目标
1.1 千克

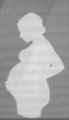

孕 7 月

进入孕 7 月，胎宝宝越来越大，孕妈妈的肚子也更大了，像个圆圆的皮球，但体重却不一定要跟肚子一样快速增长，体重标准和偏重的孕妈妈本月体重增长量要控制在 1.5 千克以内。

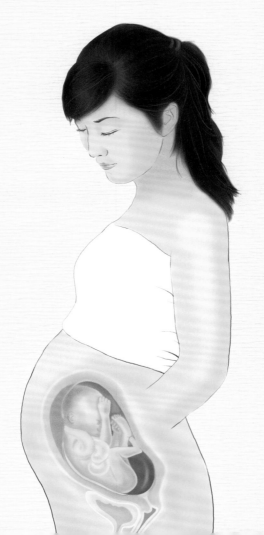

孕妈妈胎宝宝变化

孕 7 月是孕中期的最后一个月，孕妈妈的体形更加明显，胎宝宝也快要充满整个子宫了，孕妈妈是不是更期待与宝宝见面了呢？

孕妈妈的孕肚很惹眼

孕妈妈的大肚子成了醒目的标志，腹部会有紧绷感，用手触摸感觉腹部发硬，这种状态持续几秒就会消失。孕妈妈的身体重心也开始变得有些不稳，为了保持身体平衡，走路会呈现出特有的姿态，所以在上下楼梯时必须十分小心。

同时，孕妈妈的子宫会压迫下半身的静脉，容易出现静脉曲张，还经常出现腰酸背疼、小腿抽筋等症状，孕妈妈要有意识地多做下肢运动。

胎宝宝像个粉红色的小老头儿

这个月，胎宝宝的全身覆盖着一层细细的胎毛，手指甲和脚趾甲都出现了，身体开始充满整个子宫。胎宝宝的大脑细胞迅速增殖分化，头发约有半厘米长，舌头上的味蕾、眼睫毛这些小细节也在不断形成。

胎宝宝每天都在羊水里"呼吸"，锻炼两片还没有发育成熟的肺叶。现在胎宝宝的皮肤褶皱很多，像个粉红色的小老头儿。

孕妈妈和胎宝宝增重对比

到孕 28 周，偏重的孕妈妈体重增长与孕前相比不宜超过 6 千克，孕前偏瘦和体重标准的孕妈妈，到此时，体重增长控制在 7.5~10 千克内为宜。

胎宝宝的脂肪增多了，到本月末，他的身长会达到约 35 厘米，身体已经大得快碰到子宫壁了，胎宝宝的体重约有 1 000 克，相当于 1 个较大的成熟木瓜的重量或是哈密瓜的重量。

胎宝宝的体重变化

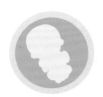

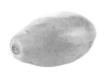

胎宝宝的体重已经和 1 个成熟的木瓜差不多了。

孕妈妈的体重变化

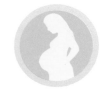

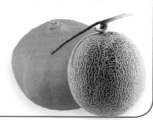

孕妈妈就像每天怀抱 1 个南瓜和 1 个哈密瓜的重量，行动更不便了。

孕 7 月要事提醒

孕 7 月，胎宝宝已经渐渐要填满孕妈妈的子宫了，好动的胎宝宝还会不时踢打孕妈妈一下呢，孕妈妈可能会觉得有点儿不舒服，不过想到可爱的胎宝宝，这些不适也成为了幸福。平时孕妈妈需要注意调整饮食习惯及生活细节，相信孕期不适会减轻很多。

1 补充健脑食物

本月，胎宝宝又一次进入了脑部发育的高峰期，孕妈妈吃一些核桃、花生、鱼类，助力胎宝宝的脑部发育吧。

2 少食多餐防胀气

孕中晚期，孕妈妈最好用少食多餐的方式预防胃胀气，将一天要吃的食物分成 6~8 餐来吃，既不用担心营养不足，又可避免胃部胀气引发的不适感。

3 穿不用系鞋带的鞋

孕妈妈的腹部变大，弯腰变得困难，系鞋带也就更麻烦，孕妈妈可以选择好穿脱的、不系鞋带的软底鞋。

4 拍摄大肚照时注意安全

此时孕妈妈的肚子又大又圆，正是拍摄大肚照的好时候。孕妈妈在照大肚照时要注意拍摄安全，不登高、不做危险动作，化妆品也要用孕妇专用的。

5 不适合睡太软的床

孕妈妈的脊椎和背部承受压力大，不适合睡太软的床，因为太软的床无法缓解孕妈妈脊椎及背部压力，会让孕妈妈觉得腰酸背痛。

6 行动不便，准爸爸帮忙翻身

即将进入孕晚期，孕妈妈的肚子会越来越大，睡觉时连翻身都变得非常费力，准爸爸要主动帮孕妈妈翻身，让孕妈妈睡个好觉。

7 锻炼下肢，预防水肿

孕中晚期，孕妈妈容易因为子宫压迫骨盆及下肢引发水肿问题，孕妈妈可在平时做抬腿运动，并在工作、生活中经常变换姿势，避免久站、久坐。

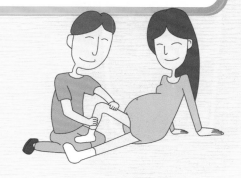

孕 7 月体重管理

孕 7 月，胎宝宝和孕妈妈对各种营养素的需求都有所增加，胎宝宝和孕妈妈的体重也跟着飞速增加，所以，孕妈妈要调整食物的摄入量，尽力保持体重增长在合理范围内。

合理饮食，控制体重增长

孕 7 月是孕妈妈体重迅速增长、胎宝宝迅速成长的阶段，多数孕妈妈体重增长会超标，这一时期也是妊娠高血压疾病、妊娠糖尿病的高发期。此时孕妈妈的主食最好是米面和杂粮搭配，副食则要全面多样、荤素搭配。

不要太贪嘴

平时孕妈妈要避免吃太甜的食物及人工甜味剂和人造脂肪，包括白糖、糖浆、阿斯巴甜糖果及朱古力、

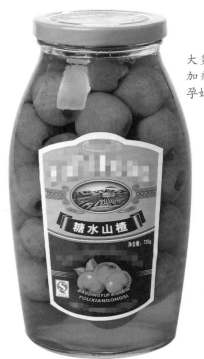

大多数罐头含有添加剂、糖，不适宜孕妈妈食用。

糖水山楂

可乐或人工添加甜味素的果汁饮料、罐头水果、人造奶油、冰冻果汁露、含糖花生酱等。否则，体重会直线飙升，也会增加患上妊娠糖尿病的风险。

不长肉的小秘诀

有些孕妈妈体重增加了不少，但是做 B 超显示胎宝宝却很小，肉全长在自己身上了。而有些孕妈妈虽然体重没增加多少，但是胎宝宝体重却很正常。那么，如何才能做到只长胎不长肉呢？

本月，孕妈妈的肚子越来越大，行动多有不便，所以控制体重就要靠合理的饮食，再加上适度的锻炼了。

每天摄入谷类 400~500 克，谷类适当选择杂粮如小米、玉米、燕麦等；豆制品 50 克；肉、禽、蛋、鱼 150~200 克，其中动物肝脏及动物血每周一两次，每次 50~100 克；蔬菜 500 克(其中深色蔬菜占一半以上)；牛奶 250 毫升。

每天做适当的锻炼，千万不能因为肚子大了，做什么都不方便了就整天躺着不动，最好的方式就是散步，一般以 20~30 分钟为宜，不要太劳累，中途可以坐下来休息一会儿。

饥饿感来袭，更要注意吃

孕 7 月，孕妈妈会更容易感到饥饿，但也要控制吃，晚上睡前不要吃饼干，通常饼干中奶油和糖含量都很高，随便吃点就会发胖。孕妈妈可以吃半个苹果或者吃些蔬菜条来缓解饥饿。平时吃坚果要适量，因为坚果中油脂含量较高，吃多了会导致脂肪堆积。孕妈妈也可以吃一些煮熟的豆类，补充蛋白质的同时，也能增强饱腹感。

做到规律饮食

本月孕妈妈更容易感到饥饿，这时候也要注意做到规律饮食，一日三餐及两顿加餐都要定时、定量，不要一感到饿就开始吃很多零食，这样会影响进食正餐，很容易导致营养摄取不均衡，对胎宝宝和孕妈妈自身的健康都没有好处。

控制盐分摄入量

摄入大量的盐分容易促使身体内的脂肪堆积起来，让孕妈妈迅速长胖，所以孕妈妈应控制盐分的摄入。而且在本月，孕妈妈的子宫进一步增大，很容易造成身体水肿，如果此时再摄入过多盐分，容易造成体内水潴留，会加重水肿情况，对孕妈妈的健康不利。

控制体重时应少吃的调味品

在烹饪时使用调味品可以让饭菜更香更好吃，也会使孕妈妈食欲大增，孕妈妈很容易在不知不觉的情况下吃多，更容易长胖。而且很多调料的热量、盐分偏高，放入太多的调料会让孕妈妈摄入不必要的热量和盐分，不仅造成孕妈妈营养过剩，也会增加患妊娠高血压疾病及水肿的概率。

盐：过多摄入盐不仅会造成孕妈妈水肿，还会刺激食欲，使食量增大，造成脂肪堆积。

糖：热量偏高，食用过多，很容易转化为脂肪。

酱油：酱油不仅含有大量盐分，热量也很高，所以孕妈妈要少吃。

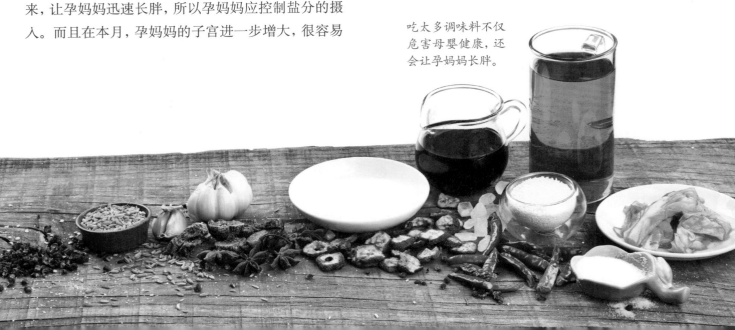

吃太多调味料不仅危害母婴健康，还会让孕妈妈长胖。

怀孕也要动起来

孕 7 月，孕妈妈的肚子更大了，身体重心开始前移，孕妈妈做一些舒缓放松的孕妇操，有助于缓解肌肉酸痛，锻炼孕妈妈的肢体协调性和灵活性。不过，在做运动时，一定要以感到舒适为宜，如果感觉不适，应立即停下。

孕妇操：伸腿弯腿运动

孕妈妈的腹部增大，对下肢的压力也随之增大，可能已经出现了水肿的情况，平时做做腿部运动可以有效预防、缓解水肿情况。

运动部位

此运动运用腿部肌肉，并且促进脚部及腿部血液循环，有助于缓解水肿、预防静脉曲张。

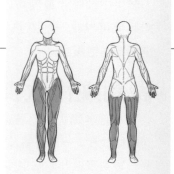

运动频率：每天 1 次，每次 8~12 组。

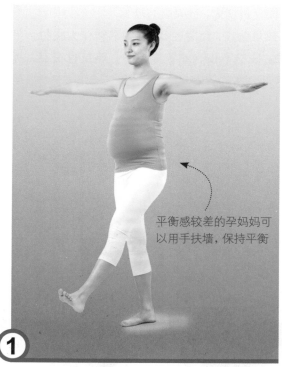

平衡感较差的孕妈妈可以用手扶墙，保持平衡

① 站立，双腿分开与肩同宽，调整呼吸至均匀状态，呼气，抬起手臂至与肩平，抬高左腿，并使踝关节弯曲，脚趾朝向自己。吸气时收回，再换另一侧做。

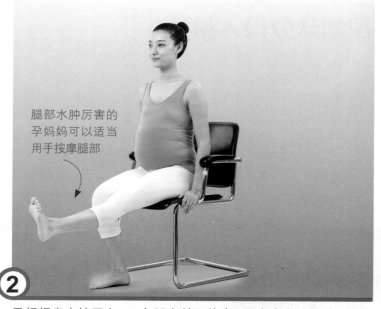

腿部水肿厉害的孕妈妈可以适当用手按摩腿部

② 孕妈妈坐在椅子上，一条腿向前面伸出，脚由内向外转动，并带动腿部运动。单侧做 3~5 次后换另一侧做。

孕妇操：放松运动

孕 7 月，孕妈妈身体已经有些笨重了，如果走路时间长了，或站立时间长了，会觉得腰痛。此阶段孕妈妈可以做一些伸展腰部的运动，也可以做做放松运动。

运动部位

此运动可延伸、舒展腰部，按摩骨盆，使全身得到放松，还对舒缓下肢压力很有帮助。

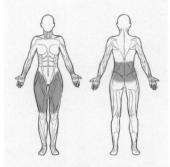

运动频率：每天早晚各 1 次，每次 8~10 组。

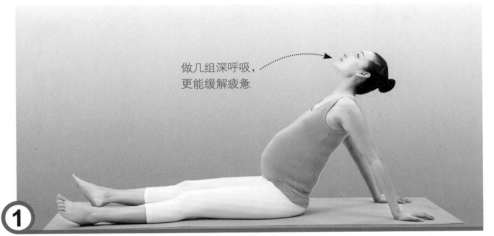

做几组深呼吸，更能缓解疲惫

①

全身放松，双腿伸直坐在瑜伽垫上，双手放在身后支撑身体。调整呼吸，使气息均匀，也可以闭起眼睛，仰起头，这样会更惬意放松。

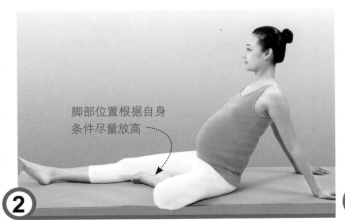

脚部位置根据自身条件尽量放高

②

起始动作坚持 1 分钟左右后，身体稍向后靠，左腿蜷起。左腿尽量抵住右侧的大腿，体会左腿屈膝的感觉。

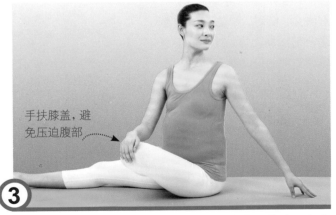

手扶膝盖，避免压迫腹部

③

左腿蜷起放于右腿上面，上半身在左胳膊的带动下向左稍转，右手放于左膝盖上，然后再依照此动作换右侧做。

孕妇操: 单腿侧伸展运动

孕 7 月, 大部分孕妈妈都会觉得食欲不振, 这是因为胎宝宝增大了, 开始顶着孕妈妈的胃部。孕妈妈可以做此伸展运动, 以促进消化, 缓解胃部不适。

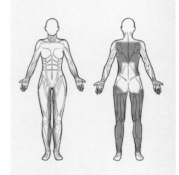
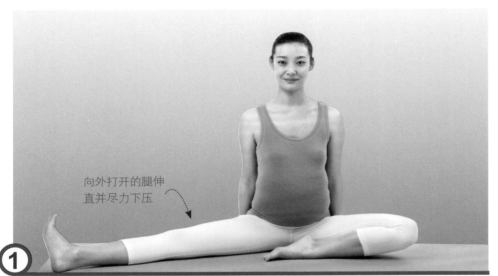

向外打开的腿伸直并尽力下压

① 坐于垫子上, 屈左膝, 将脚跟贴近耻骨的方向, 右腿向外打开, 尽量伸直且用力下压, 检查脚尖、脚踝、膝盖和大腿面是否都指向上方, 双手放于身体后方帮助身体向上坐高。

运动小贴士

此运动需要孕妈妈有较好的柔韧性, 如果孕妈妈柔韧性较差, 不用强迫自己做最标准的动作, 尽自己所能即可。

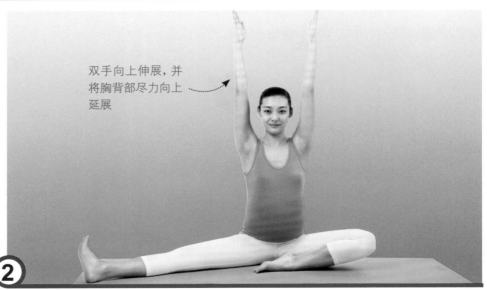

双手向上伸展, 并将胸背部尽力向上延展

② 吸气, 双手尽量高地向上举起, 指尖向天空伸直, 侧腰与侧肋充分向上延伸。

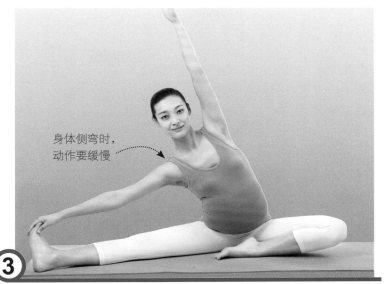

身体侧弯时，
动作要缓慢

③ 呼气，身体向右腿方向侧弯，用右手食指与中指勾住右脚大脚趾，找到手指拉脚趾的感觉，同时脚趾也会有推手指的抵抗。吸气，左手臂向上伸展，尽量伸展侧肋。

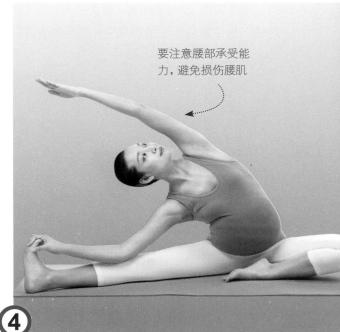

要注意腰部承受能
力，避免损伤腰肌

④ 呼气，带动左臂贴向耳朵的方向，身体拉向右腿的方向，更深地体会伸展。在此姿势可停留5~8 组呼吸。

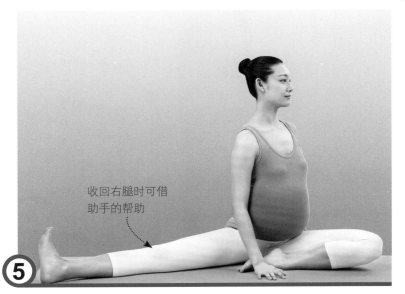

收回右腿时可借
助手的帮助

⑤ 吸气时，松开手指，向上坐起；呼气时，向屈膝侧扭转上背部，双手分别放于身体前后侧的地面上，尽可能打开肩膀向后展开。保持此姿势，停留 5 组呼吸，然后转回身体。当收回右腿时，用右手拖住膝盖窝，向上抬起再把右腿收回。然后换另外一侧做。

孕妇操: 肩部练习

对于即将进入孕晚期, 腹部渐大, 感觉颈肩、背部压力较大的孕妈妈, 这是一组能够放松心情的姿势, 能帮助孕妈妈改善失眠情况。

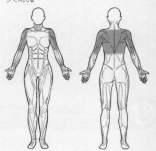

运动部位

可以锻炼肩、臂、背部的肌肉群, 是一个能够放松心情的姿势, 可改善上半身血液循环, 缓解劳累、改善孕期失眠。

运动频率: 每天不限次数, 工作间歇都可以做。

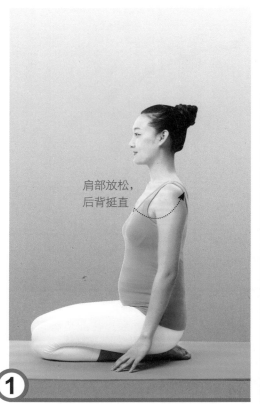

肩部放松, 后背挺直

① 跪坐在垫子上, 跪坐时两膝盖稍分开, 以感觉动作舒适为宜。肩膀自然放松, 脊背挺直。

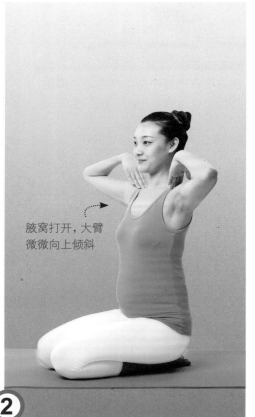

腋窝打开, 大臂微微向上倾斜

② 两臂向身体两侧平举, 手心朝上, 两臂举至与肩齐平, 然后慢慢弯曲肘部, 使指尖搭在肩膀上。

运动小贴士
做此运动时要保持腰背挺直, 否则会加重背部疲劳, 起不到锻炼的目的。

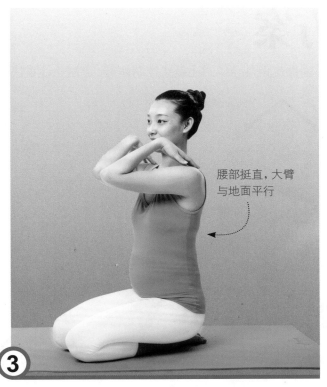

腰部挺直，大臂
与地面平行

③ 指尖继续搭在肩膀上，双手肘相碰于胸前，吸气，慢慢向上抬高手肘，使肩轴向上转动，大臂尽量贴在耳旁，保持这个姿势。

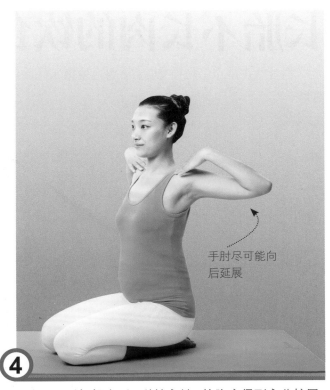

手肘尽可能向
后延展

④ 呼气，手肘慢慢向后，逆转肩轴，使胸廓得到充分扩展。动作结束时，手肘慢慢放下，再次于胸前相碰。

动一动，缓解颈肩不适

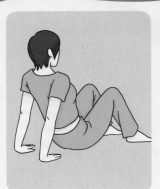

○ **桌式运动 1**
坐于床上或瑜伽垫上，双腿弯曲，双脚打开与肩同宽，双手放于臀部后方一掌的位置，指尖朝向臀部。

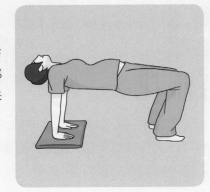

○ **桌式运动 2**
手下放上薄垫子，吸气，臀部上抬，让膝盖、胯骨、头处于同一水平线，保持3~5组呼吸。

长胎不长肉的饮食方案

本月饮食重点仍是补充营养，要适量摄入优质蛋白质和脂肪，但是孕妈妈还是要控制体重，应避免体重快速攀升。

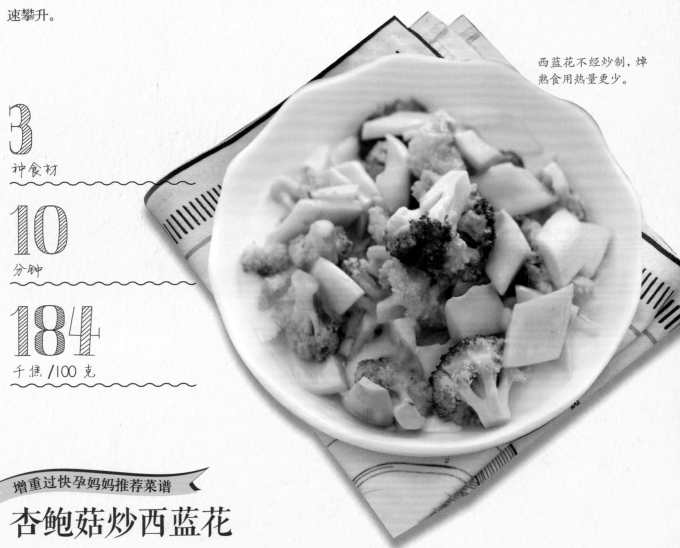

西蓝花不经炒制，焯熟食用热量更少。

3 种食材

10 分钟

184 千焦 /100 克

> 增重过快孕妈妈推荐菜谱

杏鲍菇炒西蓝花

★ 原料：杏鲍菇 1 根，西蓝花 100 克，牛奶 250 毫升，淀粉、盐、高汤各适量。

★ 做法：① 把西蓝花、杏鲍菇洗净，西蓝花切小朵，杏鲍菇切片。② 油锅烧热，倒入切好的菜翻炒，加盐、高汤调味，盛盘。③ 煮牛奶，加一些高汤、淀粉，熬成浓汁浇在菜上即可。

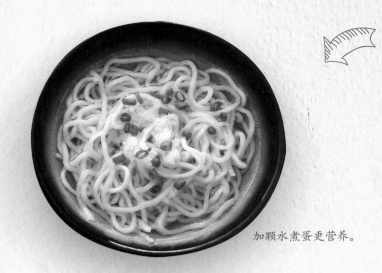

加颗水煮蛋更营养。

阳春面

★ 原料：面条 100 克，洋葱 1 个，葱花、蒜末、香油、盐、高汤、猪油各适量。

★ 做法：① 高汤烧开，放入面条煮熟；洋葱去外皮，洗净切片。② 猪油在锅中融化，放入洋葱片用小火煸出香味，变色后捞出，盛出葱油。③ 在盛面的碗中放入 1 勺葱油，放入盐。④ 把煮熟的面条挑入碗中，加入高汤，淋入香油，撒上葱花、蒜末即可。

便秘孕妈妈推荐菜谱

芹菜虾皮燕麦粥

★ 原料：芹菜、燕麦各 50 克，虾皮、盐各适量。

★ 做法：① 芹菜洗净后切丁；燕麦洗净，浸泡。② 锅置火上，放入燕麦和适量水，大火烧沸后改小火继续煮，放入虾皮。③ 待粥煮熟时，放入芹菜丁，略煮片刻后加盐调味即可。

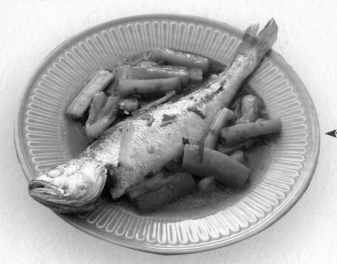

黄花鱼炖茄子

★ 原料：黄花鱼 1 条，茄子 1 根，葱段、姜丝、白糖、豆瓣酱、盐各适量。

★ 做法：① 黄花鱼处理干净；茄子洗净，去皮，切条。② 油锅烧热，下葱段、姜丝炝锅，然后放豆瓣酱、白糖翻炒。③ 加适量水，放入茄子条和黄花鱼，炖熟后，加盐调味即可。

萝卜虾泥馄饨

★ 原料：馄饨皮 200 克，白萝卜、胡萝卜、虾仁各 100 克，鸡蛋 1 个，盐、香油、葱花、姜末、虾皮各适量。

★ 做法：① 白萝卜、胡萝卜、虾仁洗净，剁碎；鸡蛋打成蛋液。② 油锅烧热，放姜末、部分葱末炝锅，下入虾仁碎煸炒，再放入蛋液，划散后盛起放凉。③ 把除虾皮和少许葱花外的所有食材混合，加盐和香油，调好成馅，包入馄饨皮中，将馄饨煮熟，盛出撒入虾皮、葱花即可。

5 种食材

40 分钟

490 千焦 /100 克

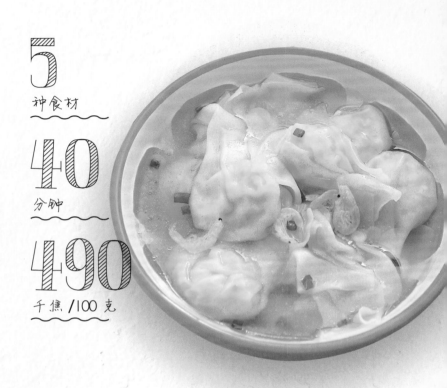

茭白能有效预防黑色素生成，孕妈妈每周吃两三次，可预防妊娠斑。

肤色暗沉孕妈妈推荐菜谱

鱼香茭白

★ 原料：茭白 4 根，料酒、醋、水淀粉、酱油、姜丝、葱花各适量。

★ 做法：① 茭白去外皮，洗净，切块；料酒、醋、水淀粉、酱油、姜丝、葱花调和成鱼香汁。② 油锅烧热，下茭白块炸至表面微微焦黄，捞出沥干。③ 锅中留底油，下茭白块、鱼香汁翻炒均匀，收汁即可。

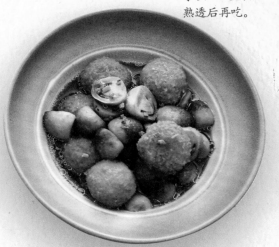

芋头一定要做
熟透后再吃。

草菇烧芋圆

★原料：芋头 120 克，鸡蛋 2 个，草菇 150 克，面粉、面包糠、酱油、盐、葱花各适量。

★做法：① 芋头去皮洗净，煮熟捣烂；鸡蛋磕入碗中，打散；草菇洗净，切块。② 将芋泥与面粉混合，做成丸子，裹上鸡蛋液，蘸面包糠，放入烧热的油锅中炸至金黄色，捞出沥油。③ 另起油锅烧热，加入炸好的芋头丸子与草菇块，倒入适量水，加酱油、盐炖煮至熟，出锅撒葱花即可。

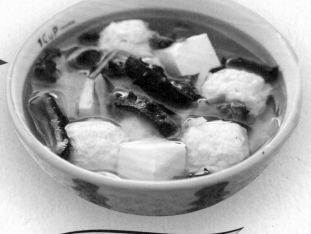

海参豆腐煲

★原料：海参 2 只，鸡腿肉末 80 克，豆腐 1 块，胡萝卜片、葱段、姜片、盐、料酒各适量。

★做法：① 海参用清水泡发，处理干净，以沸水加料酒和姜片余烫后，切寸段；鸡腿肉末加盐、料酒做成丸子；豆腐切块。② 海参段放进锅内，加适量清水，放葱段、姜片、盐、料酒煮沸，加入鸡肉丸子和豆腐块，与海参段一起煮至入味，最后加胡萝卜片稍煮即可。

食欲不佳孕妈妈推荐菜谱

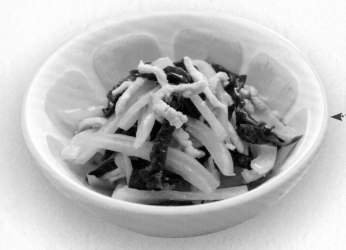

三丝木耳

★原料：猪瘦肉 150 克，木耳 30 克，甜椒、蒜末、盐、酱油、淀粉各适量。

★做法：① 木耳泡发后，洗净，切丝；甜椒洗净，切丝。② 猪瘦肉洗净切丝，加入酱油、淀粉腌 15 分钟。③ 油锅烧热，用蒜末炝锅，放入猪瘦肉丝翻炒，再将木耳丝、甜椒丝放入炒熟，加盐调味即可。

小白菜锅贴

★ 原料：小白菜 250 克，肉末 80 克，面粉 150 克，生抽、盐、葱末、姜末各适量。

★ 做法：① 小白菜洗净，切碎，挤去水分。② 猪肉末加生抽、盐搅拌成馅，再将葱末、姜末、小白菜碎倒入猪肉末拌匀成馅。③ 面粉加水做成面皮，包入猪肉小白菜馅。④ 平底锅刷油烧热，转小火，将锅贴摆入锅中，盖锅盖，锅贴底面将熟时加少许凉水，再盖盖儿，至锅贴底面焦黄、馅熟透即可。

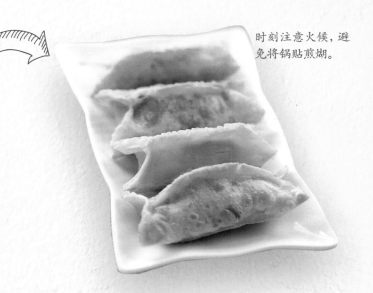

时刻注意火候，避免将锅贴煎煳。

莴笋炒山药

★ 原料：莴笋、山药各 200 克，胡萝卜半根，盐、白醋各适量。

★ 做法：① 莴笋、山药、胡萝卜分别去皮，洗净，切长条，焯水，沥干。② 油锅烧热，放入处理好的食材翻炒，加入白醋翻炒均匀，加盐调味即可。

水肿孕妈妈推荐菜谱

冬瓜蛤蜊汤

★ 原料：冬瓜 100 克，蛤蜊肉、青菜各 50 克，盐适量。

★ 做法：① 冬瓜去皮和瓤，洗净切片；青菜洗净切段。② 锅内放入冬瓜片，加适量清水煮沸。③ 加入蛤蜊肉、青菜段，煮熟后加盐调味即可。

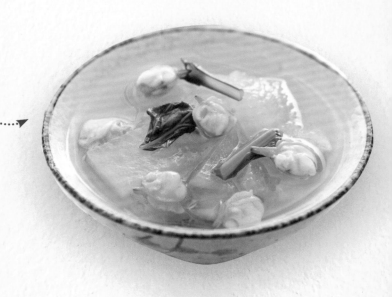

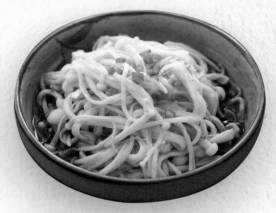

白灼金针菇

★ 原料：金针菇100克，生抽、白糖、葱花各适量。

★ 做法：① 金针菇去根洗净，入沸水焯烫1分钟，捞出，沥干，装盘。② 生抽加白糖搅拌均匀，浇在金针菇上，并撒上葱花。③ 油锅烧热，热油淋在金针菇上即可。

失眠孕妈妈推荐菜谱

百合炒牛肉

★ 原料：牛肉、百合各150克，甜椒片、盐、酱油各适量。

★ 做法：① 百合瓣成瓣，洗净；牛肉洗净，切成薄片放入碗中，用酱油抓匀，腌制20分钟。② 油锅烧热，倒入牛肉片，大火快炒，加入甜椒片、百合翻炒至牛肉片全部变色，加盐调味即可。

若百合有苦味，可以将表皮去除，并浸泡2小时去苦味。

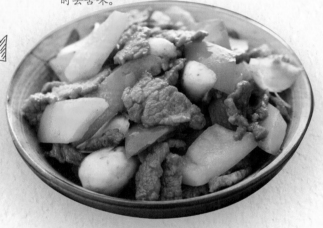

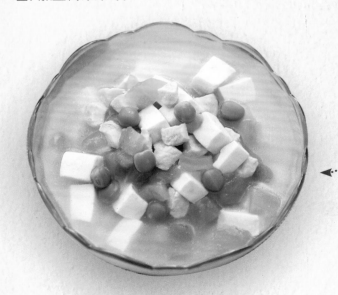

三丁豆腐羹

★ 原料：豆腐100克，鸡肉50克，番茄1个，豌豆、盐、香油各适量。

★ 做法：① 豆腐切小块；鸡肉洗净，切丁；番茄洗净去皮，切丁；豌豆洗净。② 将豆腐小块、鸡肉丁、番茄丁、豌豆放入锅中，加适量清水，大火煮沸后，转小火煮20分钟。③ 出锅时加入盐，淋上香油即可。

孕 8 月体重增长目标

体重标准孕妈妈本月增长目标
1.6 千克

体重偏轻孕妈妈本月增长目标
2.2 千克

体重偏重孕妈妈本月增长目标
1.2 千克

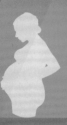

孕 8 月

孕妈妈和胎宝宝终于走到了孕 8 月，要进入胎宝宝飞速发育的孕晚期了。随着胎宝宝的发育，孕妈妈的身体会感觉更加不适，体重也直线上升。

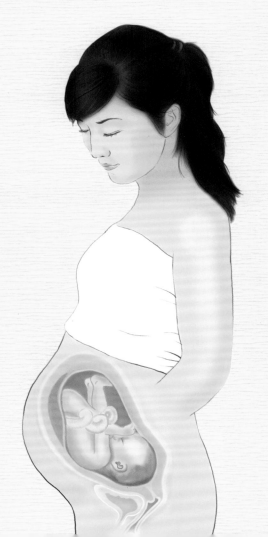

孕妈妈胎宝宝变化

从本月开始进入孕晚期，胎宝宝进入了快速发育阶段，身长、体重都越来越接近新生儿了，而且孕妈妈的肚子也越来越大，可能会因此造成孕妈妈行动吃力，这些都是孕 8 月正常的变化。

孕妈妈的子宫增大，带来胀闷感

由于胎宝宝长大了，孕妈妈的子宫进一步增大，上升到了横膈膜处，呼吸受到压迫，孕妈妈会时常感觉喘不上气来，甚至在吃完东西之后有"顶"的感觉，这种胀闷感同时会影响到孕妈妈的睡眠质量。

本月是子宫收缩最多的时期，生理性的子宫收缩使腹部胀满或变硬。同时，孕妈妈的动作越来越迟缓，也特别容易感到疲劳，之前的腰酸背痛、水肿、便秘等状况，在本月可能还会加重。

胎宝宝头部已经开始朝下了

进入孕晚期，胎宝宝的皮下脂肪已经出现，身体也因此逐渐丰满起来了，头发也变得浓密，眼睛会睁开寻找孕妈妈腹壁外的光源，肺和胃肠功能也更接近成熟。现在胎宝宝的身体就要倒转过来，做好头向下的体位准备了，这是最有利于顺产的胎位。即便胎宝宝现在的胎位并不是头位，也可以通过胎宝宝自己的动作或是经过医生指导运用转换胎位运动进行调整，孕妈妈不用担心。

孕妈妈和胎宝宝增重对比

孕 8 月末，偏胖孕妈妈的体重增长与孕前相比应控制在 7 千克以下，孕前体重标准的孕妈妈和偏瘦的孕妈妈，总体重增长宜控制在 9~12 千克以内。

在本月末，胎宝宝的身长基本可以达到 40 厘米，体重达到 1 700 克了，相当于 1 个中型哈密瓜的重量。

胎宝宝的体重变化	孕妈妈的体重变化

到此时，孕妈妈已经增加了相当于 5 个小柚子的重量了。

胎宝宝的体重已经相对于 1 个中型哈密瓜的重量了。

孕8月要事提醒

本月，胎宝宝正式进入发育的最后冲刺阶段，孕妈妈也进入了孕晚期，胎宝宝和孕妈妈的体重都在迅猛增加，孕妈妈身体上的不适也有所增加。孕妈妈先来了解一下孕8月要注意的事情，让孕晚期更加舒适地度过吧。

1 产检两周进行一次

进入孕晚期了，产检次数变更为每两周一次，这是为了更好地了解胎宝宝在孕妈妈子宫里的状态，孕妈妈要按时参加产检。

2 确定分娩医院

要尽早确定分娩的医院，因为每家医院的产检内容不同，如果转院分娩，可能要补做产检项目，因此需要转院分娩的孕妈妈一定要提前做准备了。

3 减少对乳头的刺激

有些孕妈妈可能存在乳头凹陷的情况，会通过按摩乳头来进行纠正，不过进入孕晚期后，孕妈妈应减少对乳头的刺激，以免引发早产。

4 坚持自测胎动

胎宝宝的胎动有所减少，但监测胎动仍是了解胎宝宝情况的重要途径，孕妈妈一定要自测胎动，若出现胎动突然增多或减少都要及时就医。

5 多喝水，防便秘

孕晚期，胎宝宝更大了，他会压迫孕妈妈的直肠，易造成孕妈妈便秘，孕妈妈每天多喝些水可以滋润肠道，软化大便，能有效缓解便秘情况。

6 孕晚期不出门旅行

进入孕晚期后，孕妈妈应尽量避免出门旅行，因为在旅行过程中，孕妈妈的身体更易感觉疲劳，发生早产的概率也会因此增加。

7 睡前泡脚

孕晚期，大大的腹部压迫下肢，易引发水肿，晚上也睡不踏实，孕妈妈可以在睡前用热水泡脚，缓解一天的疲劳，还有助于促进腿部循环，帮助入眠。

8 准备待产包

提前准备待产包，备好孕妈妈分娩时及分娩后两三天所需要的东西，新生儿的用品也要准备一些，等到要分娩的时候，可以立即拿上东西去医院。

孕 8 月体重管理

从现在开始直至分娩，孕妈妈的体重将增加 3 000~4 000 克。现在，胎宝宝正在为出生做最后的冲刺，孕妈妈的体重每周增加 500 克也是可能的，但是最好不要超过这个数值，否则会使胎宝宝过大，影响顺产。

孕期控制体重在于预防营养过剩

在孕期，孕妈妈要为胎宝宝的生长发育、生产和哺乳做准备，再加上孕期激素的变化使孕妈妈对营养物质的需求量比孕前要多很多，食欲剧增。尤其是孕晚期，孕妈妈一定要注意营养不宜过剩。营养并不是越多越好，营养过剩，尤其是热能及脂肪摄入过多，可导致胎宝宝巨大和孕妈妈患肥胖症，还可使孕期患妊娠高血压疾病及难产的概率增加，对孕妈妈及胎宝宝都会产生不利的影响。因此，孕期营养要保持合理、平衡的摄入。

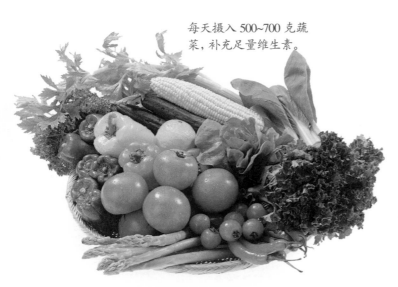

每天摄入 500~700 克蔬菜，补充足量维生素。

摄入有量，孕晚期不长胖

孕晚期，孕妈妈要控制碳水化合物、糖、盐的摄入量，以免引起过度肥胖，引发妊娠糖尿病、妊娠高血压疾病等。如果孕妈妈的体重已经超标了，可以适当减少米、面等主食的摄入量，但不要完全不吃主食。必要时，孕妈妈可咨询医生，制定个性化饮食餐单。孕前体重标准的孕妈妈每天推荐摄入的食物量如下所列：

主粮（米、面）300~400 克；

豆类及豆制品 50~100 克；

蛋类 50~100 克；

奶类 250 毫升；

新鲜蔬菜 500~700 克；

畜、禽、鱼、肉类 150 克；

水果 150 克；

粗粮 50 克。

少时多餐，避免过量饮食

进入孕晚期后，孕妈妈会比之前更容易感到饥饿，总有吃不饱的感觉，这是由于胎宝宝快速发育需要大量摄取营养素造成的。此时，孕妈妈要坚持少食多餐的饮食习惯，这样做可以控制每日热量的总摄入量，也不会因饥饿而出现低血糖等影响健康的情况，不过孕妈妈也要注意控制脂肪的摄入量，可以适当增加碳水化合物及蛋白质的摄入量，但也应注意不要过多。

孕妈妈吃得多并不好

孕晚期的胎宝宝仍处在迅速发育时期，孕妈妈的饮食可以相应的有所增加，但是一定不要超量，以免摄入过多热量引起过度肥胖，要知道胎宝宝虽然对营养的需求有所增加，但并不是孕妈妈吃得越多越好，胎宝宝的吸收毕竟有限，摄入过多只会让孕妈妈的体重增加，并无其他益处。

坚果吃多了容易引起体重飙升

坚果多是种子类食物，富含蛋白质、油脂、矿物质和维生素。多数坚果有益于孕妈妈和胎宝宝的身体健康，但因其油脂含量比较大，一天吃太多坚果会导致热量摄入过多，进而引起脂肪堆积，不仅胎宝宝没有因此多吸收营养，孕妈妈的体重还会直线上升，不利于足月后顺利分娩，也不利于产后孕妈妈恢复。孕妈妈每天食用坚果以不超过 30 克为宜。

选好糖分摄入时间，控制体重不难

多摄入糖分会让孕妈妈迅速长胖，然而摄取糖分不足，又容易出现低血糖、头晕、乏力等情况，因此，孕妈妈不可在孕期完全不吃糖，而选对摄入糖分的时间很重要。孕妈妈最好在早餐和午餐前摄入一些糖分，既能够缓解饥饿，又能够在一日的活动中消耗掉糖分的热量，不至于导致孕妈妈长胖。

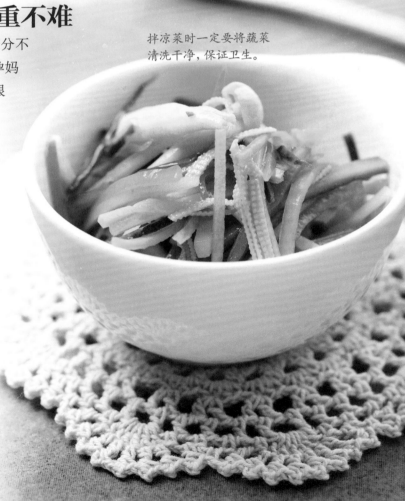

拌凉菜时一定要将蔬菜清洗干净，保证卫生。

吃凉菜控制体重要注意饮食卫生

相信很多孕妈妈都知道通过饮食控制体重是要降低热量的摄入，一般凉菜中少油少盐，是非常适合用于控制体重的，但是孕妈妈在吃凉拌菜时，一定要将所用的蔬菜清洗干净，在制作过程中最好也用沸水烫一下，这样可以有效去除蔬菜上的农药，保证饮食卫生，再用优质的橄榄油凉拌，对营养吸收也有好处。

不想长胖也不能不吃脂肪

孕妈妈摄入适量脂肪,是胎宝宝正常发育的重要保证,孕妈妈可千万不能因为看到本月体重大增就不摄入脂肪了,缺乏脂肪会影响到胎宝宝的大脑发育,甚至会造成无法弥补的脑损伤,因此孕妈妈在控制体重时,可以多吃鱼类等富含不饱和脂肪的食物。

天天喝浓汤,体重易飙升

孕晚期不应该天天喝脂肪含量很高的浓汤,如猪蹄汤、鸡汤等,因为过多的高脂食物不仅让孕妈妈身体发胖,也会导致胎宝宝过大,给分娩造成困难。比较适宜的汤是富含蛋白质、维生素、钙、磷、铁、锌等营养素的清汤,如瘦肉汤、蔬菜汤、蛋花汤、鲜鱼汤等。而且要保证汤和肉一块吃,这样才能真正摄取到营养。

控制体重的秘诀是坚持运动

进入孕晚期的孕妈妈出现体重增长过快的情况很普遍,饮食控制是一方面,运动控制也不能忘。本时期,孕妈妈的肚子越来越大,运动过程中的危险增加了,孕妈妈在锻炼时要更加小心,但是不要因为担心就放弃了运动,这样并不利于顺产,反而会导致孕妈妈和胎宝宝体重超标,影响到身体健康。

控制体重选对运动方法

适当的运动对于促进孕妈妈的新陈代谢有一定帮助,也可以避免营养过剩和脂肪堆积,保证孕妈妈和胎宝宝的健康,但孕妈妈要注意应选择舒缓的运动,以防止因运动不当引起早产。建议选择可以舒展和活动筋骨的运动,稍慢的散步加上一些慢动作的健身体操,是最适合本时期孕妈妈的运动方式。散步的同时,孕妈妈还要加上静态的骨盆底肌肉和腹肌的锻炼,为顺利分娩做好准备。

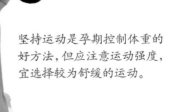

坚持运动是孕期控制体重的好方法,但应注意运动强度,宜选择较为舒缓的运动。

运动控制体重，也要注意安全

　　孕8月，孕妈妈的腹部很大，散步时可能已经看不到脚下的路了，易出现跌倒、撞到腹部的危险，因此孕妈妈要格外注意安全，最好有家人陪同一起外出，散步时也不要东张西望，注意看清前面的路，也要注意着装轻便，以防止衣物被东西勾住，致使孕妈妈跌倒。

　　另外，不要做转动腰部的运动，因为腰背部在孕晚期承受的压力非常大，此时要注意腰背部的休息。散步时手摆幅度要小，脚跨步伐也要小，以免造成子宫收缩。而且在运动时，也要控制运动强度，不要让脉搏超过140次/分，体温不要超过38℃。

职场孕妈妈适度运动，安全控制体重

　　孕妈妈每天要坚持运动，达到一定的运动量，这样才有助于控制体重，如果孕妈妈还在工作岗位上，而且工作时间运动量不大，那么就更要勤运动了，每天坚持散步30分钟，也对控制体重有很大的帮助。但如果孕妈妈此前发现有胎盘低，羊水少，出血、肚子疼等情况，就要遵医嘱，不要逞强进行运动。

根据身体状况决定运动量

　　孕晚期，孕妈妈的肚子越来越大，有些孕妈妈会出现胸闷气短、呼吸不畅的情况，因此，本月用运动来控制体重增长时，应根据自身情况来调节运动强度。如果孕妈妈身体强健，可以进行一些强度较大的运动，如散步时步速稍快。如果孕妈妈身体稍弱，就不用强求运动强度，只要注意在日常活动中，时刻保持身姿挺拔即可，如做饭、收拾屋子等。

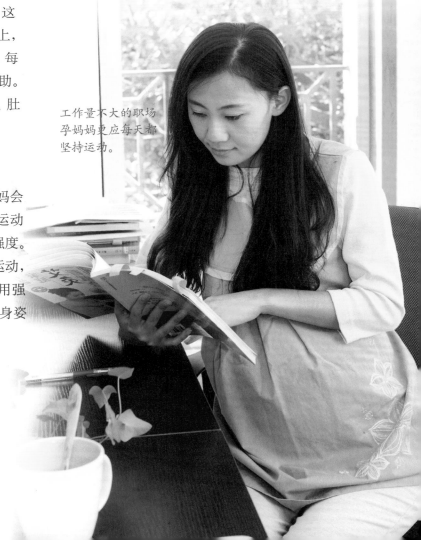

工作量不大的职场孕妈妈更应每天都坚持运动。

怀孕也要动起来

进入孕 8 月，孕妈妈要继续坚持运动，控制好体重，为将来的顺利分娩打下良好的基础。对于平时不爱运动的孕妈妈来说，此时散步依然是最好的运动方式，但是对于一直在做瑜伽的孕妈妈来说，可以继续尝试做一些较为简单的运动。

孕妇操：剪步蹲

孕妈妈腹部凸出明显，看起来更笨重了。此阶段，一切行动都要以安全为主。这套孕妇操可以加强腿部力量与平衡感，使孕妈妈核心稳定，从而保持更好的孕期姿态。

运动部位

此运动可加强腿部力量与平衡感，让孕妈妈的双腿有更多力量支撑越来越重的身体。

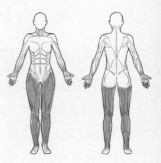

运动频率：每周 2~4 次，早晚各 1 次。

运动小贴士

膝盖要朝前方，不要往内侧收，否则会使大腿和小腿疲劳。背部保持直立的状态，体会伸展的力量。

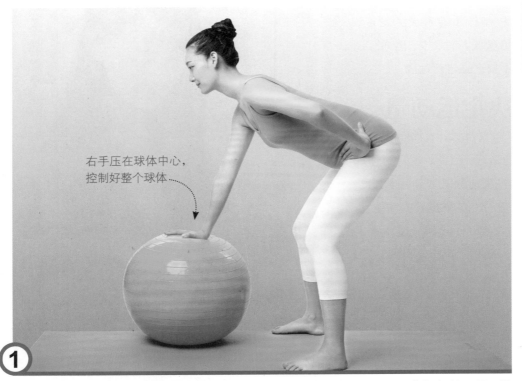

右手压在球体中心，控制好整个球体

①

双脚分开与髋同宽，保持平行，右手扶球，左手放于髋关节，屈双膝，背部保持延展，没有塌陷。

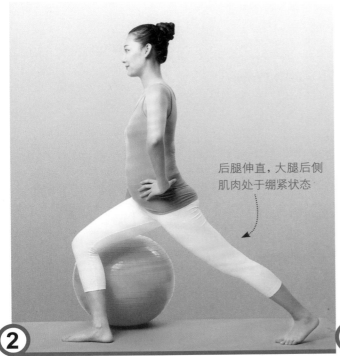

后腿伸直，大腿后侧
肌肉处于绷紧状态

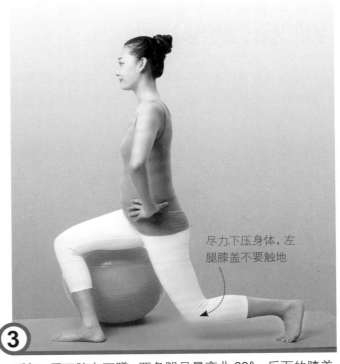

尽力下压身体，左
腿膝盖不要触地

② 左脚向后打开 90 厘米左右的开度，身体下蹲，右腿稍微弯曲，左脚跟抬起，感觉足弓的力量，吸气，拉伸脊椎向上，背部尽量向上挺直，保持左腿伸直或微弯曲状态。

③ 呼气，屈双膝向下蹲，两条腿尽量弯曲 90°，后面的膝盖不着地，前面的膝盖保证停在脚踝的正上方，右手可借助球的支撑稳定身体，使身体不会前倾。吸气时向上站起，球会随着上下的移动有滚动。随着呼吸的节奏，一侧做蹲起 6~8 次，换另外一侧重复上述动作。

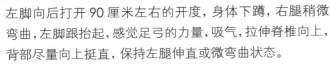

动一动，缓解腿部不适

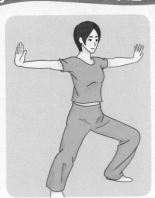

◯站立蹲式 1
双脚分开约 1.5 个肩宽，两臂平伸，掌心朝外，掌根用力向外推，呼气时屈腿下蹲。

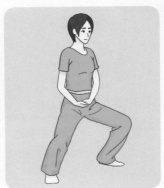

◯站立蹲式 2
如果感觉步骤 1 的动作有些难以保持平衡，可以将双手放在胸前，或是放于身体前侧，托住腹部，缓慢下蹲。

孕妇操：胸部运动

　　孕 8 月，孕妈妈有"庞大"的肚子，难免觉得胸闷气短，这时候快来做一做胸部运动舒缓一下疲惫的身体，让孕晚期轻松起来吧。

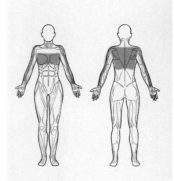

运动部位

此运动可以舒展背部及胸部，增强上肢力量，缓解孕妈妈气闷难受的症状。

运动频率：每天 1~3 次。

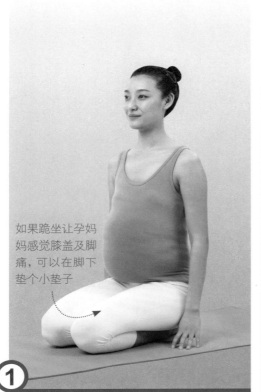

如果跪坐让孕妈妈感觉膝盖及脚痛，可以在脚下垫个小垫子

①

孕妈妈跪坐在瑜伽垫上，全身放松，后背直立，感觉后背向上伸展，调整呼吸至均匀状态。

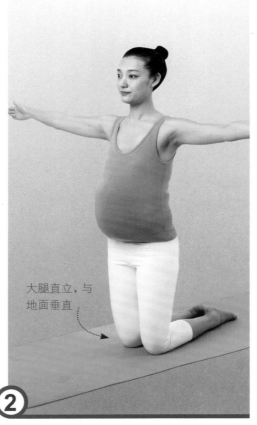

大腿直立，与地面垂直

②

大腿慢慢用力，直立起来，使大腿与小腿成 90°，后背依然保持直立状态。两臂向两侧平伸，抬高至与肩平，手心向前。

运动小贴士

直立、仰头、低头时动作都要慢，以免使身体失衡，感觉眩晕时要立即停止。依靠手臂和后背的力量平衡身体的重心。

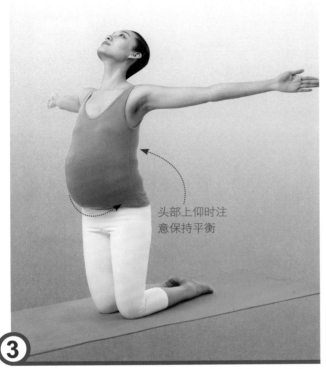

头部上仰时注
意保持平衡

③ 深吸气的同时两臂尽力向后张开，略仰头部，眼睛向上
看，保持均匀的呼吸。

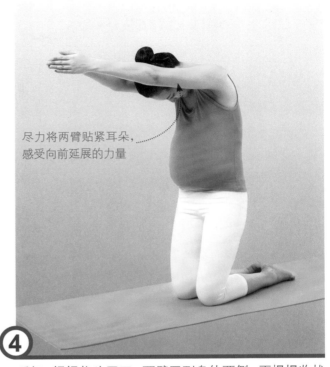

尽力将两臂贴紧耳朵，
感受向前延展的力量

④ 呼气，慢慢将头回正，两臂回到身体两侧，再慢慢收拢
至胸前，掌心相碰，略低头，调整气息，彻底放松胸廓。
可重复此套动作 5 组。

动一动，缓解胸部不适

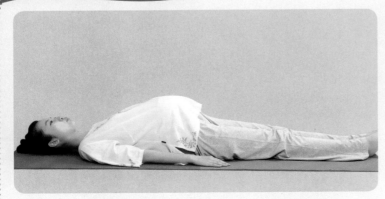

○ 鼓腹呼吸 1

身体仰卧，完全放松，嘴微闭，吐气，可发出"噗
噗"声。

○ 鼓腹呼吸 2

腹部一上一下慢慢地做深呼吸，呼吸 1 次约维
持 10 秒钟。

孕妇操：庙式蹲起运动

　　分娩是个体力活，全身都需要用力，尤其是大腿和臀部。庙式孕妇操的下蹲动作可以使大腿肌肉更有力，还有助于扩张骨盆。

运动部位

此运动可锻炼大腿两侧肌肉，让大腿更有力量，还有助于扩张骨盆、强壮肾脏，改善泌尿系统的功能。

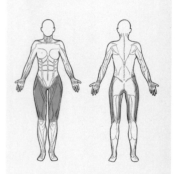

运动频率：每天早晚各 1 次。

运动小贴士
下肢力量较弱或者平衡感较差的孕妈妈可以背靠墙壁做此动作，会更加安全。

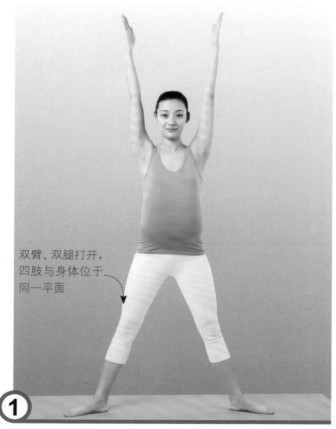

双臂、双腿打开，四肢与身体位于同一平面

① 双脚分开大概两肩的宽度，脚向外打开 45° 左右，双腿有力量地伸直，膝盖向上提起，吸气，举双臂向上伸展，手心相对，肩膀放松下沉。

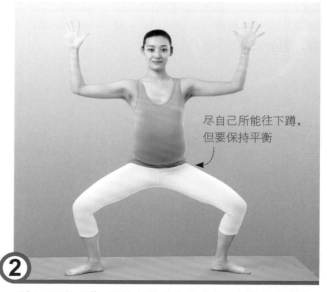

尽自己所能往下蹲，但要保持平衡

② 呼气，屈膝下蹲，膝盖向脚尖方向弯曲，双脚向下用力，双腿内侧伸展，双手手肘弯曲至 90°，手掌和手指尽量张开，吸气时向上站起，重复前面的练习。

孕妇操：胸膝卧位操

胎宝宝已经在孕妈妈肚子里转成头向下的姿势了吗？此运动适用于孕 30 周胎位仍为臀位或横位者，孕妈妈可在医生指导下进行矫正。

运动部位

此运动可辅助调整胎位，助力顺产，也能增强背部的肌肉力量，缓解本月因肚子过大引起的腰酸背痛等症状。

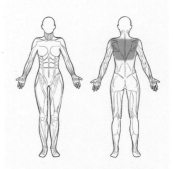

运动频率：每天早晚各 1 次。

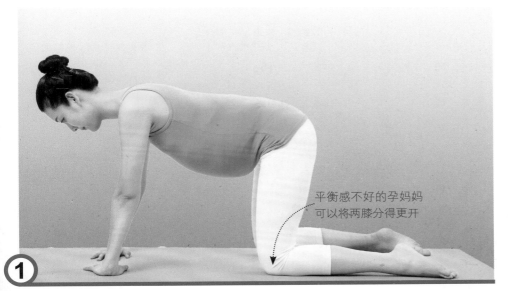

平衡感不好的孕妈妈可以将两膝分得更开

① 两膝分开与肩同宽，跪在垫子上，大腿与小腿成 90°，两手放在垫子上，指尖相对打开至肩膀宽度，两臂支撑起上半身。

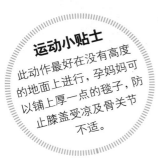

运动小贴士
此动作最好在没有高度的地面上进行，孕妈妈可以铺上厚一点的毯子，防止膝盖受凉及骨关节不适。

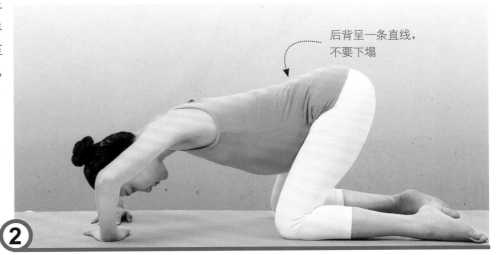

后背呈一条直线，不要下塌

② 头和两臂向下落，臀部抬高，使头部位于两手上方，形成臀高头低位，保持 5~8 组呼吸。

长胎不长肉的饮食方案

本月，胎宝宝的生长发育达到了最高峰，孕妈妈和胎宝宝对各种营养的需求也随之增加，同时，孕妈妈也进入了体重快速增长期，本月的饮食重点在于保证均衡营养的前提下控制体重，避免体重增长过快。

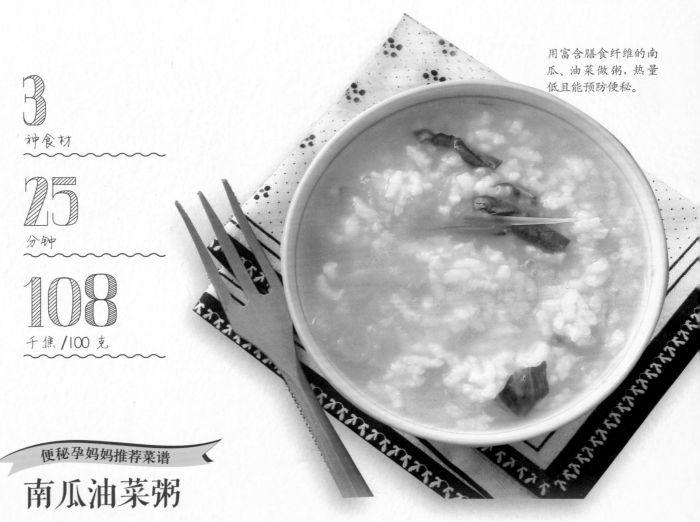

3
种食材

25
分钟

108
千焦/100 克

用富含膳食纤维的南瓜、油菜做粥，热量低且能预防便秘。

便秘孕妈妈推荐菜谱

南瓜油菜粥

★ 原料：大米 50 克，南瓜半个，油菜 2 棵，盐适量。

★ 做法：① 南瓜去皮，去瓤，洗净切成小丁；油菜洗净，切丝；大米淘洗干净。② 锅中放大米、南瓜丁，加适量水煮熟，最后加油菜丝、盐略煮即可。

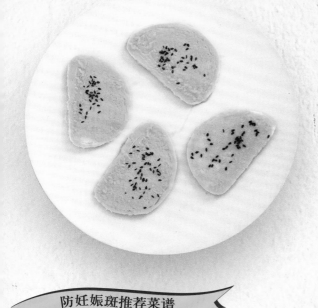

蛋煎馒头片

★ 原料：馒头 1 个，鸡蛋 2 个，熟黑芝麻适量。

★ 做法：① 馒头切片；鸡蛋打散。② 馒头片用蛋液包裹。③ 油锅烧热，放入馒头片，双面煎至金黄色，撒上熟黑芝麻即可。

面疙瘩不要太大，以免内部煮不熟。

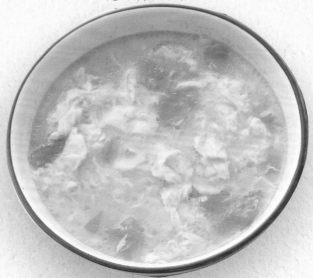

防妊娠斑推荐菜谱

番茄面疙瘩

★ 原料：番茄 2 个，鸡蛋 1 个，面粉 120 克，盐适量。

★ 做法：① 番茄洗净，去皮，切碎；面粉加清水搅拌成疙瘩状；鸡蛋打散。② 油锅烧热，放入番茄翻炒至出汤。③ 加清水煮沸，边搅拌边加入面疙瘩，再次煮沸，加入打散的鸡蛋，加盐调味即可。

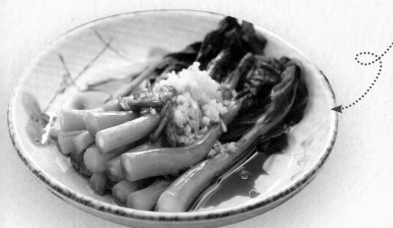

白灼芥蓝

★ 原料：芥蓝 250 克，枸杞子、蒜泥、姜丝、酱油、白糖、盐各适量。

★ 做法：① 芥蓝洗净；酱油、白糖、姜丝、盐加清水混合成料汁。② 芥蓝入沸水中焯烫，捞出沥干，晾凉，放入盘中。③ 将蒜泥、枸杞子放在芥蓝上，料汁烧开浇在芥蓝上，再将热油浇上即可。

胡萝卜炒鸡蛋

★ 原料：鸡蛋 2 个，胡萝卜 1 根，盐适量。

★ 做法：① 胡萝卜去皮洗净，切丝；鸡蛋打入碗中，加入适量盐，搅拌打散。② 油锅烧热，放入胡萝卜丝，炒至胡萝卜丝变软。③ 另起油锅烧热，将鸡蛋液倒入锅中，快速划散成鸡蛋块。④ 将炒好的鸡蛋倒入盛胡萝卜的锅中，翻炒几下，调入盐，翻炒均匀即可。

胡萝卜经过炒制，其中的胡萝卜素更容易被人体吸收。

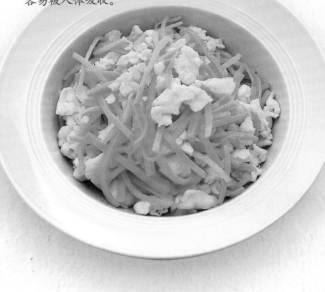

1
神食材

5
分钟

355
千焦 /100 克

豆腐干不宜久放，最好现买现吃。

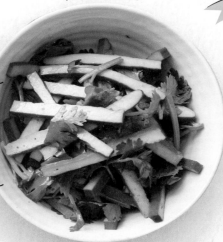

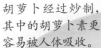
胃口不佳孕妈妈推荐菜谱

凉拌豆腐干

★ 原料：豆腐干 100 克，葱花、香菜、盐、香油各适量。

★ 做法：① 豆腐干洗净，切成细条；香菜洗净，切小段。② 将豆腐干条与葱花、香菜段混合，再加盐、香油拌匀即可。

黑椒琵琶腿

★ 原料：去骨琵琶腿4个，葱花、姜片、蒜片、黑胡椒碎、生抽各适量。

★ 做法：① 去骨琵琶腿洗净，用葱花、姜片、蒜片、生抽腌制。② 去除去骨琵琶腿表面水分，鸡皮向下放入无油热锅，小火煎至金黄色，翻面煎至变色，直至煎熟，加入黑胡椒，利用鸡油炒香。③ 最后将煎好的琵琶腿盛出切条即可。

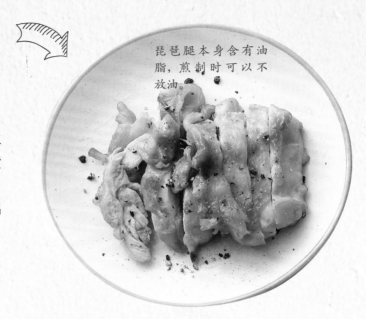

琵琶腿本身含有油脂，煎制时可以不放油。

芹菜热量低、膳食纤维丰富，能促进热量消耗，不易使人长胖。

3
神食材

10
分钟

126
千焦/100克

芹菜竹笋肉丝汤

★ 原料：芹菜100克，竹笋、猪瘦肉丝、盐、淀粉、高汤、料酒各适量。

★ 做法：① 芹菜择洗干净，切段；竹笋洗净，切丝；猪瘦肉丝用盐、淀粉腌5分钟。② 高汤倒入锅中煮开后，放入芹菜段、竹笋丝，加适量清水煮至芹菜段软化，再加入猪瘦肉丝。③ 待汤煮沸加入料酒，肉熟透后加入盐调味即可。

菠萝鸡翅

★ 原料：鸡翅 5 个，菠萝半个，白糖、盐、料酒、高汤各适量。

★ 做法：① 鸡翅清洗干净，沥干水分；菠萝取果肉切小块。② 油锅烧热，放入鸡翅，煎至两面金黄后取出。③ 锅内留底油，加白糖，炒至熔化并转金红色，再倒入鸡翅，加入盐、料酒、高汤，大火煮开。④ 加入菠萝块，转小火炖至汤汁浓稠即可。

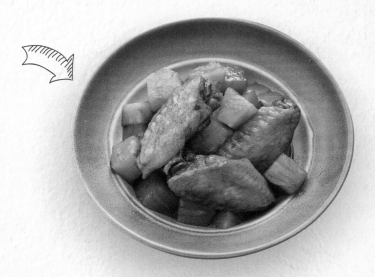

煎茄子饼

★ 原料：长茄子 1 个，面粉、盐各适量。

★ 做法：① 长茄子洗净，切细丝，撒盐腌制 1 分钟。② 将面粉与茄子丝混合，加适量水，加盐搅匀。③ 油锅烧热，把面糊在锅中摊成圆形，煎至两面金黄，盛出切块即可。

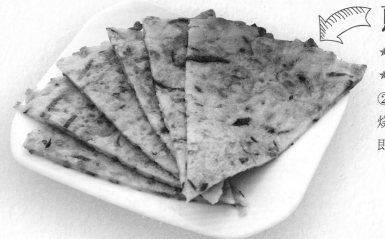

不加糖也很好喝，
而且热量更低。

山药豆浆粥

★ 原料：大米 100 克，豆浆 250 克，山药 50 克，冰糖适量。

★ 做法：① 大米淘洗干净；山药洗净，去皮，切丁，蒸熟。② 锅中加入大米、水、豆浆煮沸，再加入熟山药丁、冰糖，煮至大米开花即可。

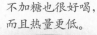

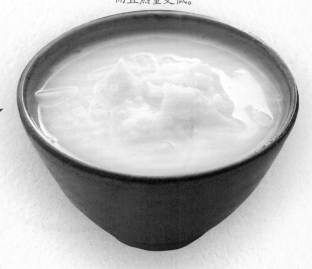

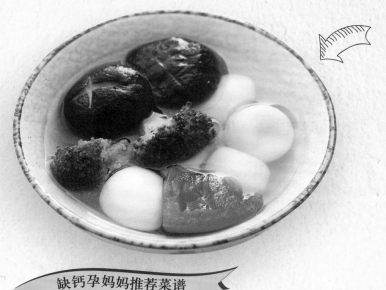

西蓝花鹌鹑蛋汤

★ 原料：西蓝花 100 克，鹌鹑蛋 4 个，番茄 1 个，香菇 2 朵，盐适量。

★ 做法：① 西蓝花洗净，切小朵。② 鹌鹑蛋煮熟，去壳；香菇洗净，切十字花刀；番茄洗净，切块。③ 将香菇、鹌鹑蛋、西蓝花、番茄块放入锅中，加水煮至熟，加盐调味即可。

银鱼放入水中，用手轻轻搅动即可清洗干净。

缺钙孕妈妈推荐菜谱

银鱼煎蛋饼

★ 原料：银鱼 10 克，鸡蛋 2 个，葱花、姜末、盐各适量。

★ 做法：① 银鱼洗净；鸡蛋打散。② 油锅烧热，爆香葱花、姜末，放入银鱼煸炒至银鱼变白，捞出放入打散的鸡蛋中，撒上葱花、盐搅拌均匀。③ 另起油锅烧热，倒入鸡蛋液，煎至熟透即可。

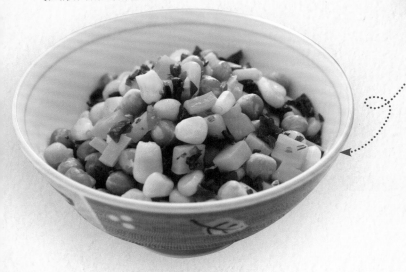

豌豆玉米丁

★ 原料：豌豆 120 克，胡萝卜半根，玉米粒 80 克，水发木耳、盐、水淀粉各适量。

★ 做法：① 豌豆、玉米粒洗净；胡萝卜洗净，去皮，切丁；水发木耳切末。② 油锅烧热，加玉米粒、豌豆、胡萝卜丁、木耳末一同翻炒。③ 加盐调味，炒至食材全熟时淋入水淀粉勾薄芡即可。

13:16

孕 9 月体重增长目标

体重标准孕妈妈本月增长目标
1.7 千克

体重偏轻孕妈妈本月增长目标
2.2 千克

体重偏重孕妈妈本月增长目标
1.2 千克

孕9月

　　孕9月,孕妈妈需要注意增加饮食营养,补充全面均衡的营养素,为即将到来的分娩做好准备。因此到本月末,孕妈妈的体重增长速度会达到最高峰,但体重标准孕妈妈本月增重1.7千克,偏瘦孕妈妈本月增重仍应控制在2.2千克以内。

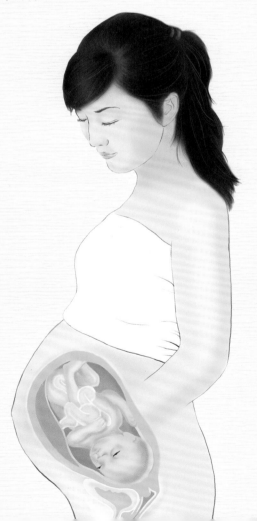

孕妈妈胎宝宝变化

孕 9 月，胎宝宝的发育已经趋近成熟，孕妈妈离分娩也越来越近了，体重的增长也达到了最大值，孕妈妈是不是更加期待与宝宝相见了呢?

孕妈妈体重增长达到高峰

孕妈妈体重增长达到最高峰，已增重 11~13 千克。子宫底已经升到心窝，孕妈妈可能会感到喘不过气来、心跳加快、食欲减退，尿频更加明显，阴道分泌物更加黏稠，牙龈可能会经常出血，还有可能头痛、恶心、眩晕。本月末，随着胎宝宝位置逐渐下降，孕妈妈的下腹坠胀、呼吸困难和胃部不适等症状会开始缓解。

胎宝宝越来越丰满了

这个月胎宝宝的体重会长到大约 2 500 克，皮下脂肪大为增加，整体看起来丰满了很多，更漂亮了。呼吸系统、消化系统、生殖器官发育已接近成熟，动作也比以前更剧烈了，手肘、小脚丫都可能会清晰地在孕妈妈的肚子上凸显出来。此时胎宝宝出生存活率为 99%。这个月月末，胎头才开始降入骨盆，在此之前，胎宝宝的位置尚未完全固定。

孕妈妈和胎宝宝增重对比

至孕 9 月末，偏胖孕妈妈体重增长应控制在 8 千克左右，千万不要超过 10 千克，孕前体重标准或偏瘦的孕妈妈，体重增长控制在 11~14 千克即可，相当于 6 个中型哈密瓜的重量。

本周胎宝宝身长 45 厘米，体重达到 2 500 克，相当于 2 个小型哈密瓜的重量。

胎宝宝的体重变化	孕妈妈的体重变化
	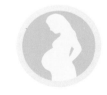
胎宝宝现在约有 2 个小型哈密瓜重了。	孕妈妈已经增重约 6 个中型哈密瓜的重量了。
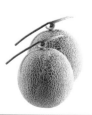	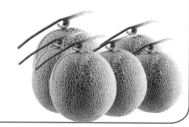

孕9月要事提醒

孕9月，越来越临近分娩了，胎宝宝基本是以头朝下的姿势等待出生，孕妈妈的行动也越发不便，而且也更容易出现早产的情况，因此，孕妈妈在日常活动中要注意安全，预防早产。

1 出现早产情况立即就医

如果孕妈妈出现早产征兆，如阴道出血、破水等情况，一定要立即到医院就医，以免胎宝宝出现危险。

2 破水后立即平躺

孕妈妈发生破水后应立即平躺，将臀部垫高，以防脐带脱垂，并维持臀部垫高的姿势前往医院。

3 补充维生素K防产后大出血

孕妈妈应注意补充瘦肉、绿叶蔬菜、动物肝脏等富含维生素K的食物，以预防产后大出血。

4 听医生建议纠正胎位

如果孕妈妈胎位不正，应根据医生的建议进行纠正，不要自行采取偏方纠正。

5 分辨真假宫缩

孕妈妈会出现宫缩，要学会分辨真假宫缩，真宫缩间隔规律，力度渐强，假宫缩的间隔一般不规律，力度不会逐步增强，即使增强，也会很快减弱。

6 每天洗澡，保持身体清洁

孕妈妈随时要做好分娩的准备，尽可能每天洗澡，清洁身体。

7 起床动作缓慢

到了孕晚期，为了防止发生意外早产，应避免过猛的动作，起床时动作要慢，用双手撑在床上，双腿滑到床下，坐在床沿上稍等片刻，再慢慢起身站立。

8 考虑休产假

还在上班的孕妈妈可以在本月末考虑开始休产假，与同事的交接工作要开始进行了。

孕 9 月体重管理

本月，体重标准、偏瘦的孕妈妈的体重大约以每周 500 克的速度增长，不过这些重量几乎有一半长在了胎宝宝身上，这是因为胎宝宝正在为自己在母体外的生活开始做准备。

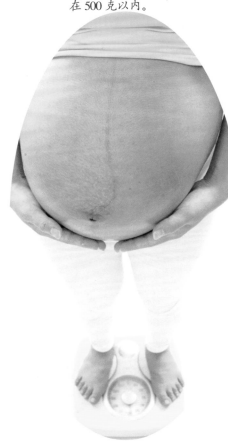

孕 9 月要更重视体重管理，每周增重应控制在 500 克以内。

不要盲目节食

很多孕妈妈在这个时候发现自己体重超标，便采用节食的方法来控制体重，这样做有害无益，既无法保证摄入足够的营养，也会导致孕妈妈分娩时无力，出现难产的情况。因此，孕妈妈不要盲目节食，可以咨询医生和营养师，根据自己的情况制定出合理的食谱，这才是科学可靠的控制体重的方法。

体重增加过快、过多，要去医院就诊

在本月孕妈妈体重迅速增长是很普遍的，体重标准的孕妈妈尽量将每周体重增加控制在 500 克以内，偏胖的孕妈妈则应控制得更严格。如果孕妈妈每周体重超过了 2 千克，不要认为只是这一周自己吃得多了运动少了，一定要引起重视。其实到了孕 9 月，孕妈妈的体重大幅度、快速增长很可能使孕妈妈和胎宝宝的健康受到威胁，应当尽快去医院就诊，及时检查胎宝宝的情况。

体重控制较好的孕妈妈不要放松

体重增长标准的孕妈妈也不要放松警惕，坚持合理饮食，少吃容易增肥的食物，如蛋糕、薯片等高糖分、高热量的食物；坚持进行适量舒缓的运动，提高孕妈妈的基础代谢，既控制体重也能增强体质，对孕妈妈顺利分娩有帮助。

食不过量对控制体重很有帮助

在随时准备生产的孕9月，孕妈妈的饮食更要做到摄入营养均衡，热量不超标，并且坚持每天按此标准进食，配合适当的运动，这样才能够保证胎宝宝的正常发育、孕妈妈的健康和顺利分娩。

躺着养胎易发胖

离预产期越来越近，孕妈妈的肚子也越来越大，有些孕妈妈停止了运动，转而在家静卧养胎，一些孕妈妈是因为觉得行动不便，怕出现意外，也有一些孕妈妈是因为觉得憋闷气短而放弃了继续运动。其实，如果孕妈妈没有胎盘低置、羊水过少等情况，在做好安全防护的基础上坚持进行舒缓的运动是最好的，这样不仅能够增加运动量，有利于孕妈妈控制体重，还能保持肌肉力量，为顺产增强产力，可大大缩短分娩时间、降低分娩难度。

控制体重不要吃夜宵

有些孕妈妈为了补充营养，或者觉得饥饿、嘴馋，会经常吃夜宵。其实，吃夜宵不但会导致肥胖，还会影响孕妈妈的睡眠质量，导致产后恢复能力差。因为吃夜宵之后，很容易增加胃肠道的负担，让胃肠道在夜间无法得到充分的休息，而且也可能会影响孕妈妈的睡眠质量，因此孕妈妈吃夜宵要谨慎。

大量喝水，体重也跟着飙升

孕晚期，孕妈妈会觉得特别口渴，这是很正常的孕晚期现象，可以适度饮水，最好小口多次喝水，这样做既不会影响正常进食，也不会增加肾脏负担，避免引发水肿情况。水肿会直接导致孕妈妈的体重飙升，但是这种增重对孕妈妈的健康、胎宝宝的发育都没有好处，因此，孕妈妈一定要避免水肿，除了饮食少盐外，还要注意适度喝水。

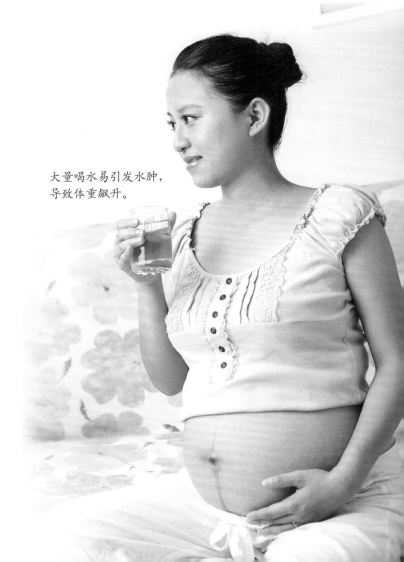

大量喝水易引发水肿，导致体重飙升。

怀孕也要动起来

　　在孕 9 月，孕妈妈的身体已经非常笨重了，胎宝宝随时都有可能出生，所以孕妈妈在日常生活中要格外小心，避免腹部受到外力压迫。在运动控制体重时，尽量避免以前从未做过的大幅度动作或剧烈运动。

孕妇操：门闩式

　　离分娩越来越近，为了促进顺产，孕妈妈应多做一些扩展骨盆的运动。

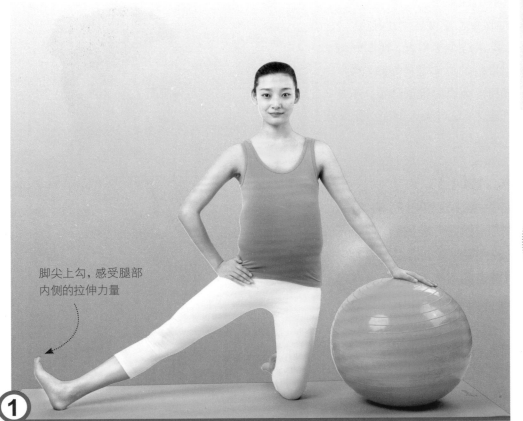

脚尖上勾，感受腿部内侧的拉伸力量

① 跪立于垫子上，左手先扶着球，右手放于髋部，伸直右腿向外打开，脚趾回勾向膝盖方向，脚跟与左膝对齐，左腿小腿胫骨下压，脚踝前侧伸展，背部向上挺高。

运动部位

门闩式可伸展骨盆、上肢肌肉，强健腹部肌肉，使各器官保持良好状态。

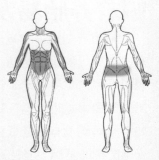

运动频率：每天 2~4 次。

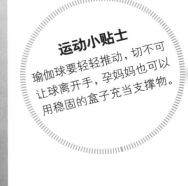

运动小贴士
瑜伽球要轻轻推动，切不可让球离开手，孕妈妈也可以用稳固的盒子充当支撑物。

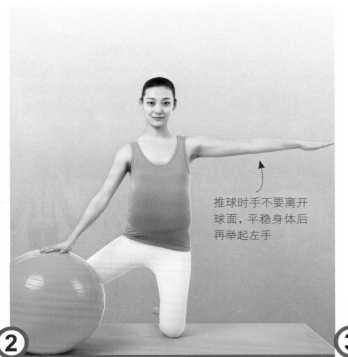

推球时手不要离开
球面，平稳身体后
再举起左手

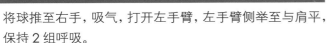

② 将球推至右手，吸气，打开左手臂，左手臂侧举至与肩平，
保持2组呼吸。

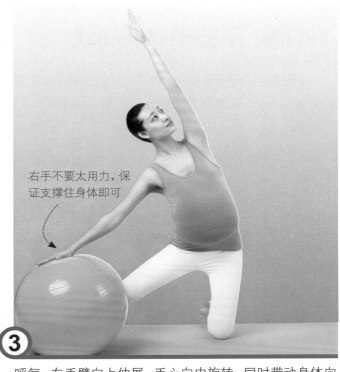

右手不要太用力，保
证支撑住身体即可

③ 呼气，左手臂向上伸展，手心向内旋转，同时带动身体向
右侧弯曲，右手自然推球向右侧移动。打开胸廓，眼睛沿
左臂内侧向上看，在此停留3~5组呼吸，随着吸气还原至
步骤1。练习另外一侧。

动一动，缓解腹部不适

⭕ 托头看球 1
平躺，头枕在双手上，将瑜伽球放于屈曲的两
腿间。

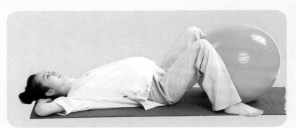

⭕托头看球 2
借助双手的力量，头向上稍抬，目视球顶，根据身体情况，
腹部稍微用力。

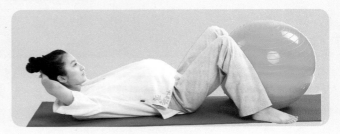

孕妇操：单腿坐立前屈式

　　孕晚期，孕妈妈脊柱压力增大，所以经常感觉腰酸背痛，尤其是长时间行走或站立后，疲累疼痛症状更加明显，孕妈妈可以尝试一下舒缓腰背部的运动。

运动部位

此动作可以帮助舒展腿部韧带、脊柱和髋部肌肉，有助于改善消化系统和泌尿系统功能。

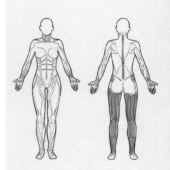

运动频率：每天早晚各 1 次，每次 4~8 组。

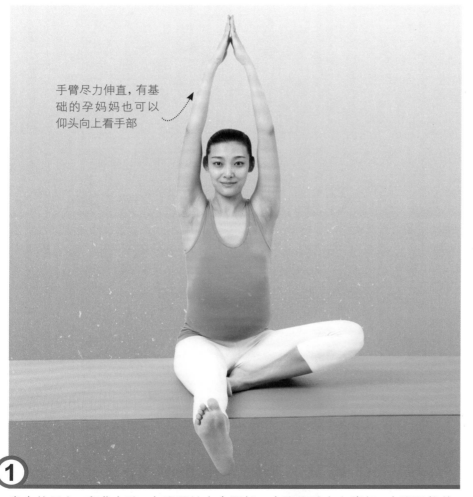

手臂尽力伸直，有基础的孕妈妈也可以仰头向上看手部

①

运动小贴士

没有瑜伽基础的孕妈妈，可根据自己的情况减小运动幅度。

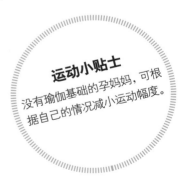

坐在垫子上，弯曲左膝，左脚跟放在会阴部。右脚脚趾向上跷起，右脚跟拉伸，双手放在两侧髋关节上，身体前后摆动。身体向前运动时，脊柱要保持直立。吸气的同时缓慢地把手臂举过头顶，双手合十或手心相对，双臂尽量贴近耳后。

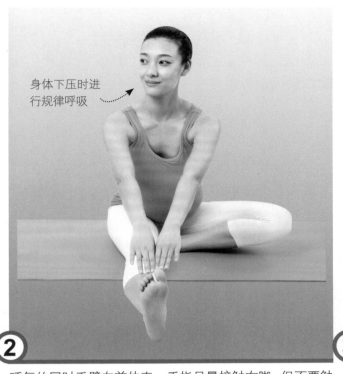

身体下压时进
行规律呼吸

② 呼气的同时手臂向前伸直。手指尽量接触右脚，但不要勉
强，以不压迫腹部为宜。注意脊柱不要弯曲，进行有规律
的呼吸，然后缓慢放下手臂，放于身体两侧，换腿练习。

避免压迫腹部

③ 感觉做步骤 2 有难度或腹部受到挤压时，可以利用一条
带子或毛巾辅助完成，感觉舒适的情况下保持这个姿势，
并有规律地呼吸。另外，双腿的练习时间要相同。

动一动，缓解腹部不适

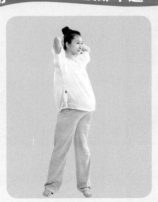

○抱头旋转 1
孕妈妈站立，双腿间距
略大于肩宽。双手抱头，
向左转 90°，身体跟
着向左转。

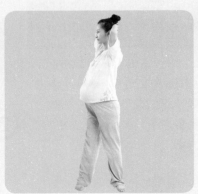

○抱头旋转 2
再向右转头、转身。

孕妇操：巴拉瓦伽扭转

巴拉瓦伽孕妇操通过身体的扭转使孕妈妈的背部柔软灵活，可改善背部僵硬、疼痛的症状，还可以使孕妈妈呼吸更顺畅。

运动部位

此运动可以锻炼胸椎及腰椎，具有消除背部僵硬，疼痛的作用。

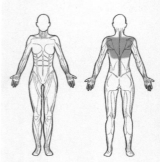

运动频率：每天 1 次，每次两三组。

运动小贴士

练习时只要感受到作用到了胸椎和腰椎就好，不用强求动作做到最标准。

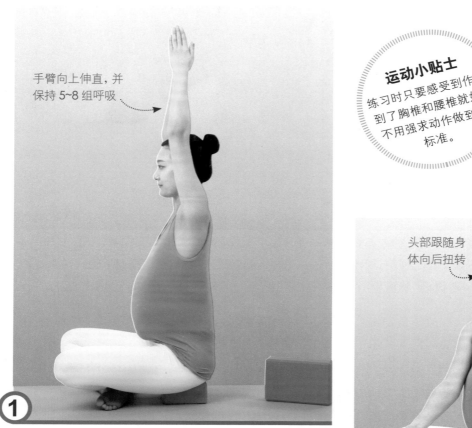

手臂向上伸直，并保持 5~8 组呼吸

① 双手支撑身体，坐在垫子上，瑜伽砖放于右侧臀部下方，双脚盘起，坐在瑜伽砖上，右脚在左腿下方，脚心向上，左脚交叉放于右腿下方，保持双脚向下推地的力量，身体向上立高，同时沉左侧坐骨向下，准备一个支撑物在身体后侧；吸气，手臂向上伸展。

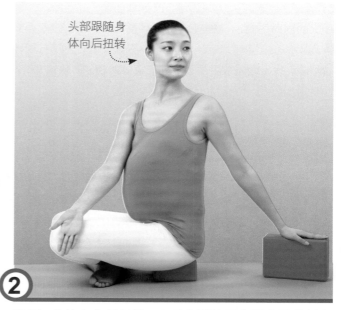

头部跟随身体向后扭转

② 吸气，身体向左侧扭转，双手分别放于左腿大腿外侧和身体后侧的支撑物上，脊椎上提，呼气，带动身体向后扭转，两肩放松，颈部尽可能地向后转，停留 5 秒换另一侧。

孕妇操：坐角式

离预产期越来越近了，孕妈妈做好分娩的准备了吗？此时适当做一些锻炼骨盆及会阴肌肉的运动，对缩短产程、顺利分娩很有益处，还可能避免会阴侧切。

运动部位

此运动可以锻炼骨盆底部及腿部、背部肌肉，储备产力的同时也帮助孕妈妈做好顺产准备。

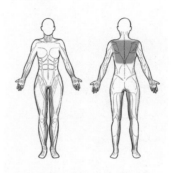

运动频率：每天1次，每次两三组。

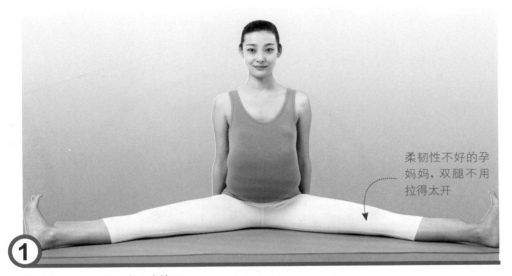

① 坐在垫子上，双腿向两侧打开，双腿有力地下压地面，脚尖勾起，脚跟也尽力下压，不要离开地面，双手放于身后，手指尖点地，保持轻柔的呼吸5~8组。

柔韧性不好的孕妈妈，双腿不用拉得太开

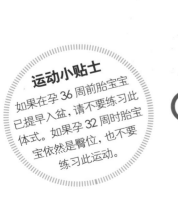

运动小贴士

如果在孕36周前胎宝宝已提早入盆，请不要练习此体式。如果孕32周时胎宝宝依然是臀位，也不要练习此运动。

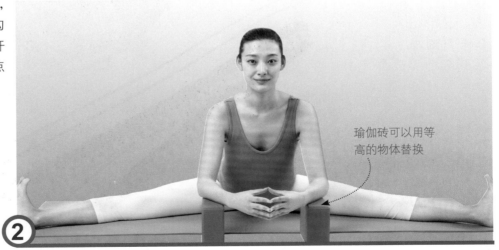

② 如果感觉此坐姿相对轻松，可以在呼气时带动身体向前，双手撑于地面上或是找到瑜伽砖来支撑；在此体式保持5~8组呼吸或者更长一些时间。在吸气时，用双手推地面向上坐起，手放于同侧膝盖下方将双腿收回。

瑜伽砖可以用等高的物体替换

长胎不长肉的饮食方案

胎宝宝现在是"随时待命"准备出生了。对孕妈妈来说，此时体重增加速度非常快，稍不注意就可能让体重超标，这时孕妈妈要适当减少脂肪摄入，以防胎宝宝太胖不容易生出来。

3
种食材

20
分钟

430
千焦 /100 克

酸甜口味的主食，让
胸闷没食欲的孕妈妈
也能好好吃饭。

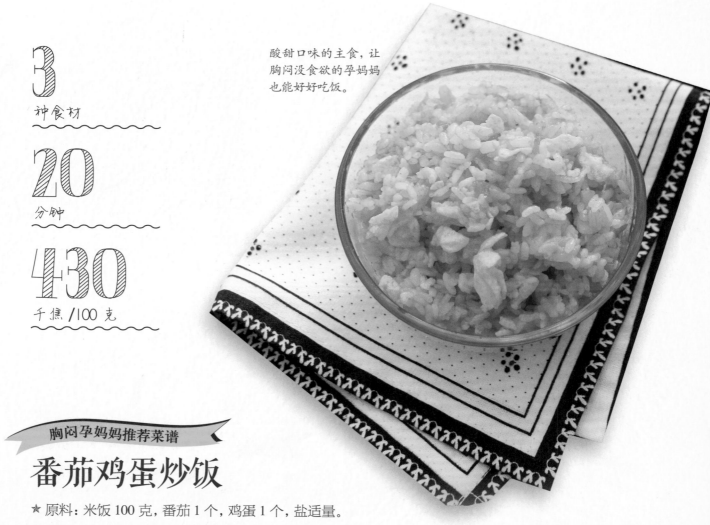

胸闷孕妈妈推荐菜谱

番茄鸡蛋炒饭

★ 原料：米饭 100 克，番茄 1 个，鸡蛋 1 个，盐适量。

★ 做法：① 米饭打散；鸡蛋加盐打散；番茄洗净，去皮，切丁。② 油锅烧热，倒入鸡蛋液炒成块状，盛出备用。③ 另起油锅烧热，翻炒番茄至出汁，加入米饭翻炒均匀，放入炒好的鸡蛋翻炒，加盐调味即可。

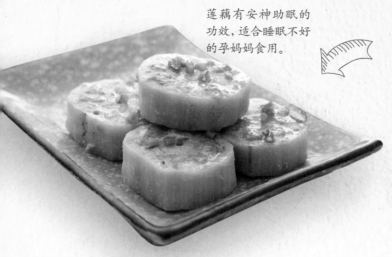

莲藕有安神助眠的功效,适合睡眠不好的孕妈妈食用。

莲藕蒸肉

★ 原料:猪瘦肉 150 克,鸡蛋清 50 克,莲藕 200 克,葱花、姜末、淀粉、生抽、盐各适量。

★ 做法:① 莲藕洗净,去皮,切成厚片。② 猪瘦肉切末,加入鸡蛋清、姜末、盐、淀粉、生抽、水,用力搅拌成肉馅。③ 肉馅逐一塞入莲藕的小孔中,放入盘中,入蒸锅隔水蒸 15 分钟后关火,撒上葱花,用蒸锅热气闷至葱花出香味即可。

血脂偏高孕妈妈推荐菜谱

彩椒三文鱼串

★ 原料:三文鱼 150 克,青、黄、红彩椒各半个,柠檬汁、黑胡椒碎、蜂蜜、盐、橄榄油各适量。

★ 做法:① 三文鱼用凉开水冲洗干净,擦干水,切块;彩椒分别洗净切片。② 三文鱼块加柠檬汁、盐、蜂蜜腌制 15 分钟。③ 用竹签将三文鱼块和彩椒片串好,刷上橄榄油。④ 油锅烧热,放入三文鱼串,煎炸至三文鱼变色熟透,捞出控油,撒上黑胡椒碎即可。

用烤箱 160℃烤熟也很美味。

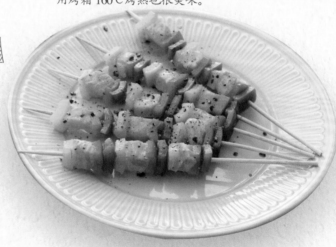

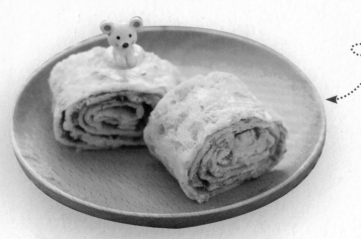

番茄厚蛋烧

★ 原料:鸡蛋 2 个,番茄 1 个,葱花、盐各适量。

★ 做法:① 番茄洗净,去皮,切碎,加入鸡蛋、葱花和盐,打散。② 油锅烧热,番茄鸡蛋液均匀地铺一层在锅底,底部微凝固后卷起;再倒入番茄鸡蛋液,底部微凝固后继续卷起,重复上述工作至蛋饼卷好。③ 将卷好的蛋饼再煎片刻,盛出,切段,装盘即可。

宫保鸡丁

★ 原料：去骨鸡腿 2 个，花生 30 克，葱花、姜片、蒜末、干辣椒、淀粉、醋、生抽、蚝油、白糖各适量。

★ 做法：① 去骨鸡腿洗净，切成丁，用蚝油、淀粉、姜片腌制；花生浸泡 15 分钟，剥去红衣晾干；干辣椒去子剪成段；蚝油、醋、白糖、淀粉、生抽调成酱汁。② 花生凉油下锅，炸至外表焦黄，捞出控油备用。③ 另起油锅烧热，爆香葱花、姜片、干辣椒、蒜末，放入鸡腿肉丁、酱汁，翻炒至酱汁浓稠，撒上熟花生，翻炒均匀即可。

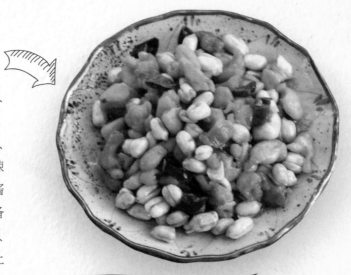

牛肉含铁丰富，是孕晚期补铁的好食材。

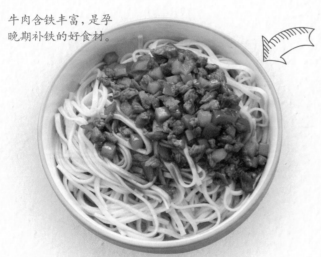

偏瘦孕妈妈推荐菜谱

牛肉卤面

★ 原料：面条 100 克，牛肉 50 克，胡萝卜半根，红椒 1 个，竹笋 1 根，酱油、水淀粉、盐、香油各适量。

★ 做法：① 将牛肉、胡萝卜、红椒、竹笋分别洗净，切小丁。② 面条煮熟，过水后盛入汤碗中。③ 油锅烧热，放牛肉丁煸炒，再放胡萝卜丁、红椒丁、竹笋丁翻炒至熟，加入酱油、盐、水淀粉，勾薄芡。④ 将牛肉卤浇在煮熟的面条上，淋几滴香油即可。

美味鸡丝

★ 原料：鸡胸肉 200 克，料酒、番茄酱、盐、橄榄油各适量。

★ 做法：① 鸡胸肉洗净，切块，放入加料酒的沸水锅中余熟，沥干，撕成丝，加入番茄酱、橄榄油搅拌均匀。② 油锅烧热，翻炒鸡丝，加盐调味即可。

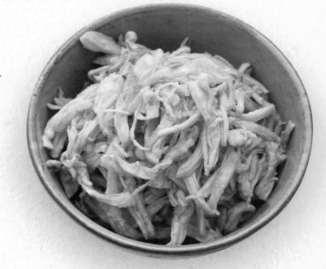

菜花沙拉

★ 原料：菜花 300 克，酸奶 200 克，胡萝卜丁、盐各适量。

★ 做法：① 将菜花洗净，切小块，在开水中加盐煮熟，沥干，放入碗中晾凉。② 酸奶浇在菜花上，用胡萝卜丁点缀即可。

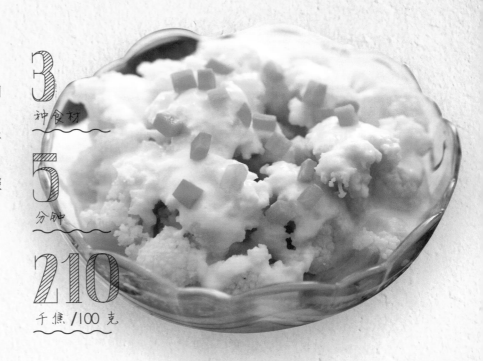

3
神食材
5
分钟
210
千焦/100克

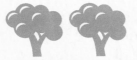

西蓝花不宜长时间焯烫，以免维生素流失。

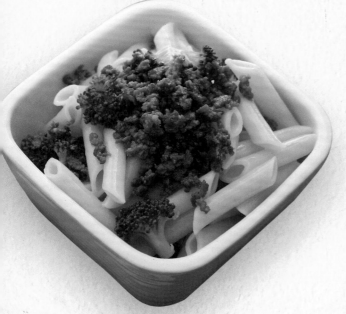

西蓝花牛肉意面

★ 原料：通心粉、西蓝花、牛肉各 100 克，柠檬半个，盐、橄榄油各适量。

★ 做法：① 西蓝花洗净，掰小朵；牛肉切末，用盐腌制。② 油锅烧热，放入腌好的牛肉末，翻炒至呈深褐色；另起一锅，加水烧开，放入通心粉，快煮熟时放入西蓝花，全部煮好后捞出沥干。③ 煮熟的通心粉和西蓝花盛入盘中，撒上牛肉末，淋上橄榄油，挤入适量柠檬汁即可。

清蒸鳗鱼

★ 原料：鳗鱼 200 克，火腿 50 克，香菇 4 朵，盐、料酒、姜汁、醋、香油、高汤各适量。

★ 做法：① 鳗鱼去皮、尾、内脏，洗净；香菇洗净，切片；火腿切片。② 鳗鱼用沸水余烫后，划开 1 厘米的口，但不要切断。③ 鳗鱼肉用盐、料酒、姜汁腌制入味。④ 将香菇片和火腿片加入鳗鱼划开的口中，入蒸锅蒸 10 分钟。⑤ 盐、姜汁、醋、香油制成调味汁。⑥ 高汤烧沸，盛出浇在鳗鱼肉上，最后淋上调味汁即可。

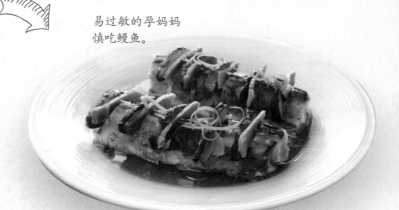

易过敏的孕妈妈慎吃鳗鱼。

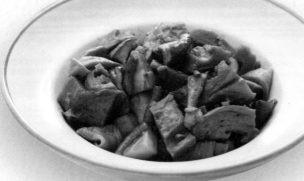

香菇炖面筋

★ 原料：香菇 10 朵，面筋 200 克，酱油、盐、葱花各适量。

★ 做法：① 香菇洗净，去蒂，切块；面筋洗净，切块。② 油锅烧热，下香菇块炒出香味，再加入面筋块、适量水，大火煮开后改小火炖煮。③ 加酱油，炖至香菇块和面筋块烂熟时加盐，撒上葱花，搅拌均匀即可。

便秘孕妈妈推荐菜谱

金针菇莴笋丝

★ 原料：莴笋 1 根，金针菇 50 克，葱末、盐各适量。

★ 做法：① 金针菇洗净，切去根部；莴笋削皮后切成细丝。② 油锅烧热，爆香葱末，加入金针菇炒软，随后下入莴笋丝翻炒片刻，出锅前加盐调味即可。

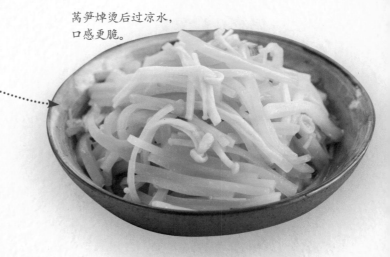

莴笋焯烫后过凉水，口感更脆。

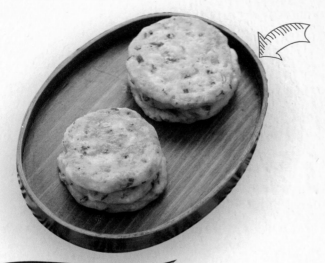

香煎豆渣饼

★ 原料：豆渣、面粉各100克，鸡蛋1个，青菜、盐各适量。

★ 做法：① 青菜洗净焯烫，切碎；鸡蛋打散，加入豆渣、青菜碎、盐搅拌均匀，再加入面粉搅拌成面团。② 手上蘸面粉，取适量面团做成圆饼状。③ 油锅烧热，放入豆渣饼面团，小火煎炸至两面金黄色即可。

水肿孕妈妈推荐菜谱

南瓜土豆泥

★ 原料：土豆1个，南瓜半个，牛奶200毫升。

★ 做法：① 土豆去皮，洗净，切成丁；南瓜去皮洗净，切成丁。② 将土豆丁、南瓜丁装盘，放入锅中，加盖隔水蒸10分钟。③ 取出蒸好的南瓜丁和土豆丁，倒入碗内，加入牛奶，用勺子压成泥即可。

一边加入牛奶一边用勺子碾压更容易压碎。

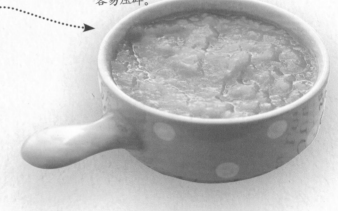

牛肉鸡蛋粥

★ 原料：牛里脊肉20克，鸡蛋1个，大米50克，料酒、盐各适量。

★ 做法：① 牛里脊肉洗净，切丁，用料酒、盐腌制20分钟；鸡蛋打散；大米洗净，浸泡30分钟。② 将大米放入锅中，加清水，大火煮沸成粥，放入牛里脊肉丁，同煮至熟，淋入蛋液煮熟即可。

孕 10 月体重增长目标

体重标准孕妈妈本月增长目标
1.2 千克

体重偏轻孕妈妈本月增长目标
2.0 千克

体重偏重孕妈妈本月增长目标
1.2 千克

孕 10 月

孕 10 月，终于要和宝宝见面了，但是即便如此，孕妈妈也要站好最后"一班岗"，坚持营养饮食、适度锻炼，以适宜的体重迎接自然分娩。

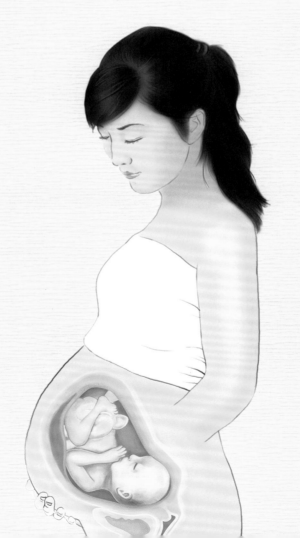

孕妈妈胎宝宝变化

马上就要与宝宝见面了，胎宝宝的发育已经基本成熟，而孕妈妈的身体则是瞬息万变，随时有可能出现临产征兆，孕妈妈要提前做好分娩准备。

孕妈妈时刻做好分娩的准备

因为胎宝宝的胎头降入骨盆，孕妈妈会感觉胸部下方和上腹部轻松起来，有的孕妈妈会觉得胎宝宝好像就要掉出来了，还会感觉到尿频、便秘、腰腿痛明显加重。这时，孕妈妈既要注意保持身体清洁，又要注意阴道分泌物是否正常，如果发现血迹，应马上就医。

如果孕妈妈感到宫缩频繁，大约每隔 5 分钟有规律地收缩 1 次，就是临产的征兆了，应尽快去医院。

胎宝宝等待降生

现在胎宝宝的体重正以每天 20~30 克的速度增长，出生之前将会达到 3 400~3 500 克，身长接近 50 厘米。身体各部分器官已发育完成，肺部将在胎宝宝出生之后开始工作。在孕 38 周到孕 40 周之间，胎宝宝的头进入孕妈妈的骨盆，以头下脚上的姿势蜷缩起来，膝盖紧挨着鼻子，大腿紧贴着身体，全身器官发育完全，随时都可能降临人间。

孕妈妈和胎宝宝增重对比

本月，孕妈妈随时都有可能分娩，孕妈妈的体重也已经增加了大约 12 千克，相当于 2 个中型西瓜的重量了。

胎宝宝随时会降生，他此时的体重将会达到 3 500 克左右。同时胎宝宝的手脚肌肉发达，非常有活力，已经做好了面对外面世界的准备了。

胎宝宝的体重变化 | **孕妈妈的体重变化**

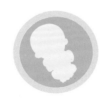
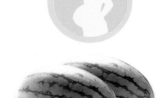
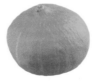

到分娩前，胎宝宝的体重已经相当于1个中型南瓜。

孕妈妈大约增重12千克，相当于2个西瓜的重量。

孕 10 月要事提醒

现在的胎宝宝已经足月，随时可能出生。在最后的 1 个月，孕妈妈需要留意的事情会更多，千万别掉以轻心哦。

1 每周 1 次产检

临近分娩，产检已经变成每周 1 次，孕妈妈一定要按时进行产检。

2 提前学习分娩技巧

了解临产征兆、学习拉梅兹呼吸法、了解产程等准备工作有利于更好、更顺利地度过分娩。

3 宫缩间隔 5 分钟再去医院

见红后一两天才会分娩，所以孕妈妈出现见红不要慌张，洗好澡、吃好饭，等到出现规律宫缩，且宫缩间隔 5 分钟后再到医院待产。

4 体重控制别松懈

最后 1 个月，孕妈妈也别松懈体重管理，避免使胎宝宝过胖，增加分娩难度。

5 做做缓解阵痛的小运动

阵痛时，孕妈妈别一味强忍，可以尝试站起来走走、大幅度慢慢扭腰等缓解阵痛的运动，也可以和准爸爸拥抱，让阵痛不再那么难熬。

6 产前保存体力

产前孕妈妈要注意多休息、吃补充体力的食物，保存体力，为分娩做准备。

7 调节情绪，避免产前焦虑

孕妈妈越临近分娩越容易紧张，所以要注意自我开导，时刻保持心情愉悦，避免因为紧张造成心理难产。

8 剖宫产前不吃东西

为了降低术中感染的概率，选择剖宫产的孕妈妈术前一天 20：00 后要禁食。术前 6~8 小时禁水。

孕 10 月体重管理

孕妈妈马上就要跟宝宝见面了，但为了胎宝宝的健康和顺利分娩，孕妈妈还是需要关注自身体重的变化，坚持用合理的饮食来保证营养，同时避免超重。

孕 10 月，仍要控制体重

本月孕妈妈既要保证胎宝宝的营养，又要为分娩储存体力，很容易导致营养过剩，迅速增胖，还会导致胎宝宝过大，增加分娩难度。因此，为了能够顺利分娩，孕妈妈还是要注意控制体重，平时的饮食要注意营养均衡，到了临近预产期的前几天，再食用能为分娩储备足够体力的高蛋白食物，但也不宜食用过多，保持体重控制在每周增加 300 克为宜，每周增长依然不要超过 500 克。

为分娩储备能量不等于暴饮暴食

分娩时需要消耗很多能量，有些孕妈妈想要为分娩做体能准备，于是暴饮暴食，补充过量营养。其实不加节制地摄取高营养、高热量的食物，会加重肠胃的负担，造成腹胀，还会使胎宝宝过大，结果在生产时往往造成难产、产伤。孕妈妈产前可以吃一些少而精的食物，诸如鸡蛋、牛奶、瘦肉、鱼虾和豆制品等，防止胃肠道充盈过度或胀气，以便顺利分娩。

低脂、高蛋白食物补体力又不长胖

这是孕期的最后一个月，孕妈妈的体重会达到最高点，这个月初期孕妈妈还是需要控制体重的。在逐渐临近预产期时，孕妈妈可以适当放松对体重的控制，但是不能暴饮暴食，应当以增加体力为重，可以吃低脂、高蛋白质的食物，如鸡肉、鸭肉、鱼等食材。

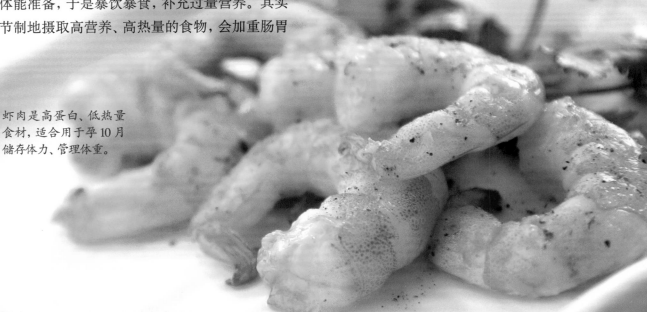

虾肉是高蛋白、低热量食材，适合用于孕 10 月储存体力、管理体重。

不用大量摄入膳食纤维的方法控制体重

富含膳食纤维的食物往往是孕妈妈非常喜欢的控制体重的食物，因为膳食纤维能够促进肠道蠕动，清除体内废物，防止脂肪堆积。可是到了即将分娩的孕10月，孕妈妈最好不要用此方法来控制体重，这是因为这一时期胎宝宝已经长得很大了，肠胃因被挤压已经感觉不适，如果孕妈妈再大量食用富含膳食纤维的食物，强迫肠道蠕动，很容易加重肠胃不适的症状。

分娩当天再选择高热量食物

分娩以前，孕妈妈都不宜食用高热量食物。而分娩当天吃的食物则应以能快速补充体力的食物为主，可以选择能够快速吸收、消化的高糖或淀粉类食物，如巧克力、木瓜等，是产前补充体力的优选食材。分娩当天孕妈妈不用担心摄入过多，因为分娩将会消耗大量的能量，孕妈妈摄入的热量基本都会被消耗掉。

散步是产前控制体重正常增长的好方法

整个孕期都不要停止运动锻炼，锻炼对维持体重合理增长、增强体质、加强顺产产力都是很有好处的。本月即将分娩，在运动控制体重方面，孕妈妈不要选择运动强度大的运动，坚持轻缓的散步是最好的，既保证了孕妈妈和胎宝宝的安全，又能达到增强产力、控制体重的目的。本月每次散步时间不宜过长，最好控制在20分钟左右，如果感觉不适或者胎动频繁就要停止运动了。

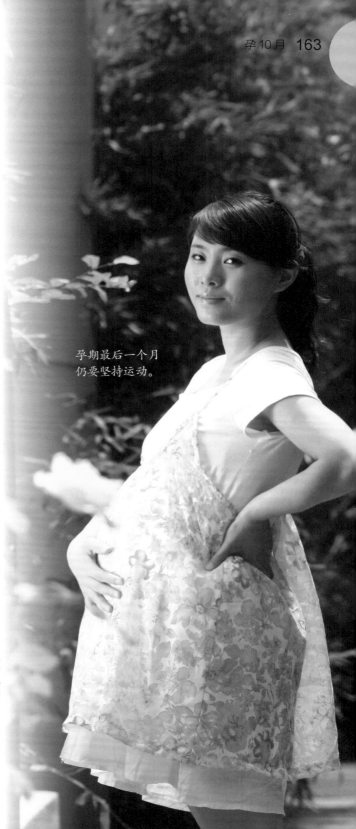

孕期最后一个月
仍要坚持运动。

怀孕也要动起来

　　从本月起，孕妈妈要随时随地做好待产的准备。本月的运动也宜以帮助分娩为主，可做一些骨盆底肌、下腹部的锻炼，动作宜缓，而且运动时，准爸爸或其他家人最好在孕妈妈身旁保护。

孕妇操：抱球婴儿式

　　子宫开始收缩，一阵阵腹痛侵袭着孕妈妈，疼痛难以忍受，孕妈妈心里也很恐惧，身心备受煎熬。如果采取一些恰当的姿势，可以帮助孕妈妈缓解疼痛，有助于顺利渡过分娩难关。

运动部位

此运动可以放松身体，帮助孕妈妈缓解宫缩带来的阵痛。

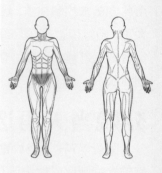

运动频率：阵痛时即可进行。

运动小贴士

孕妈妈靠在瑜伽球上缓解阵痛时，要让全身放松，但要注意身体平衡。

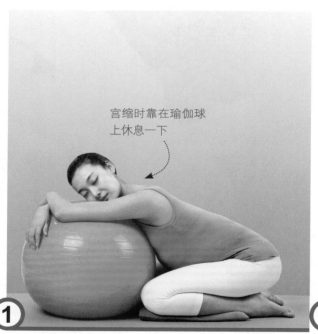

宫缩时靠在瑜伽球上休息一下

① 跪坐在瑜伽垫上（可在瑜伽垫上放毛毯或椅垫），臀部向下放松地坐在脚跟上，双手环抱于球上，将脸侧向一边，颈部、肩膀、背部、臀部及双腿都放松，随着呼吸左右摇摆身体。

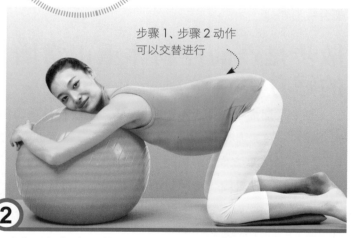

步骤1、步骤2动作可以交替进行

② 跪坐时间长会感觉脚踝有压力，可选择跪立姿势，大腿与地面垂直，将球放于胸廓的下方，腰部不要过度塌陷向下，腹部放松，双手环抱住球，将脸侧向一边。

孕妇操：骨盆运动

孕晚期，胎宝宝的重量不断增加，孕妈妈会感到沉重且不舒服，有些孕妈妈还会有漏尿的症状，骨盆运动可以避免这一现象的发生。以下动作强度较大，孕妈妈可以选择其中一两个动作做，每个动作做 5 分钟即可。

运动部位

骨盆运动可以锻炼孕妈妈骨盆底肌肉，增强肌肉的弹性，让孕妈妈的骨盆在分娩时充分打开，让胎宝宝顺利娩出。

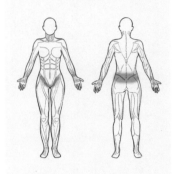

运动频率：每天一两次。

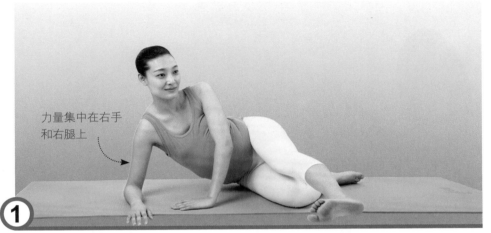

力量集中在右手和右腿上

① 以舒适的姿势侧卧在垫子上，上身抬起，右小臂着地，并屈肘做支撑动作，右腿向内屈膝，左手臂自然地放在胸前，左腿抬起并向前伸直，心里从 1 默数至 10，先深吸气，再呼气，身体恢复原状。然后换另一侧进行。

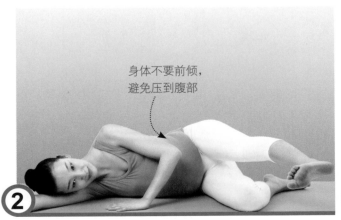

身体不要前倾，避免压到腹部

② 侧卧在垫子上，右手臂伸直垫在头下，右腿屈膝弓起，左手臂放在胸前，左腿抬起伸直，保持腿部肌肉紧张。然后换另一侧进行。

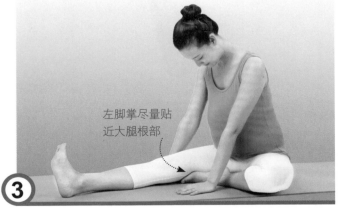

左脚掌尽量贴近大腿根部

③ 取舒适的姿势坐在垫子上，左腿屈膝盘起，右腿向前伸直，双手撑地，上身向前倾，头下垂，深呼吸后换另一侧。

长胎不长肉的饮食方案

　　10 个月孕期马上就要结束了，孕妈妈要为迎接宝宝储存体力，因此本月的饮食要做到清淡、高热量，并且规律，但是不要忽视体重的控制，一定要为胎宝宝降生营造最佳的生育条件。

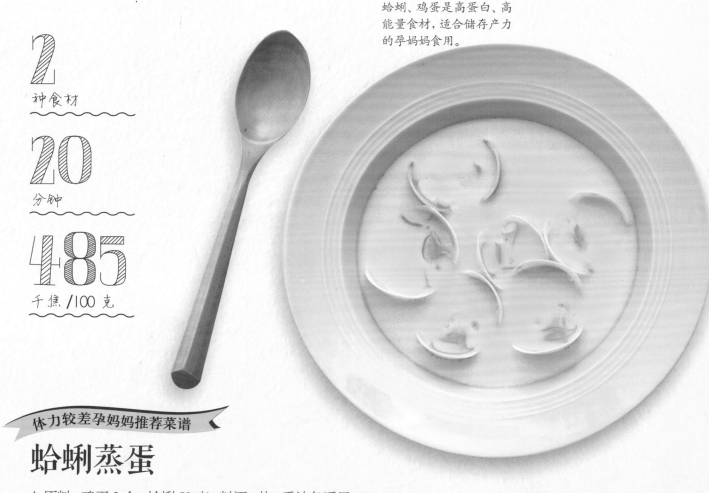

蛤蜊、鸡蛋是高蛋白、高能量食材，适合储存产力的孕妈妈食用。

2 种食材

20 分钟

485 千焦/100 克

体力较差孕妈妈推荐菜谱

蛤蜊蒸蛋

★ 原料：鸡蛋 2 个，蛤蜊 50 克，料酒、盐、香油各适量。

★ 做法：① 蛤蜊提前一晚放淡盐水中吐沙。② 蛤蜊清洗干净，入锅中，加水和料酒炖煮至开口，捞出蛤蜊，蛤蜊汤备用。③ 鸡蛋加适量蛤蜊汤、盐打均匀，淋入香油，加入开口蛤蜊，盖上保鲜膜，上凉水蒸锅大火蒸 10 分钟即可。

腰果不宜久炸，
避免炸糊。

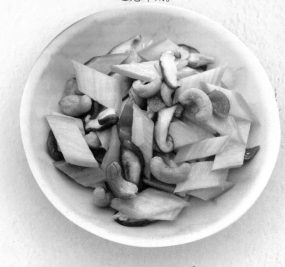

芹菜腰果炒香菇

★ 原料：芹菜 200 克，腰果 50 克，香菇、红椒、蒜片、盐、白糖、水淀粉各适量。

★ 做法：① 芹菜去叶，洗净，切片；红椒洗净，切小片；香菇去蒂，切片；腰果洗净，沥干。② 锅中入清水煮沸，芹菜片、香菇片焯水，捞出沥干。③ 油锅加热，下腰果炸至两面金黄，捞出沥油。④ 油锅加热，爆香蒜片，放入芹菜片、腰果、红椒片、香菇片翻炒均匀，加入盐、白糖调味，用水淀粉勾芡即可。

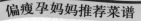

偏瘦孕妈妈推荐菜谱

麦香鸡丁

★ 原料：鸡肉 250 克，燕麦片 50 克，花椒粉、盐、水淀粉各适量。

★ 做法：① 鸡肉用温水洗净，切丁，用盐、水淀粉上浆。② 油锅烧四成热，放入鸡丁滑炒变色捞出；另起油锅烧六成热，倒入燕麦片，炸至金黄色，捞出沥油。③ 锅内留底油，倒入鸡丁、燕麦片翻炒，加入花椒粉、盐调味即可。

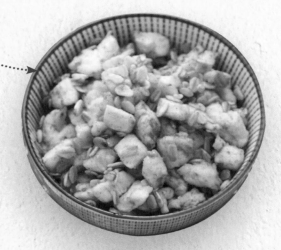

平菇芦笋饼

★ 原料：平菇 100 克，芦笋 5 根，鸡蛋 2 个，盐适量。

★ 做法：① 平菇洗净，切碎；芦笋洗净切丁；鸡蛋磕入碗中加盐打散。② 油锅烧热，下平菇碎、芦笋丁稍微煸炒，均匀铺在锅底。③ 将鸡蛋液浇在锅底，使平菇和芦笋都能沾到鸡蛋液，煎至鸡蛋凝固、两面金黄，盛出晾凉，切块即可。

多福豆腐袋

★ 原料：豆腐 1 块，胡萝卜半根，木耳 5 朵，香菇 4 朵，圆白菜 150 克，韭菜、葱花、生抽、蚝油、盐、白糖、水淀粉、高汤、香油各适量。

★ 做法：① 木耳泡发切碎；香菇、圆白菜、胡萝卜分别洗净切碎；韭菜焯烫至软。② 豆腐切块，油炸至定形；蔬菜碎加入蚝油、盐、白糖、香油制成馅。③ 掏空豆腐内心，填入蔬菜馅，用韭菜叶扎紧袋口。④ 油锅烧热，煸香葱花，加入高汤、盐、生抽和口袋豆腐，加盖煮 5 分钟，调入水淀粉勾芡即可。

6 种食材

40 分钟

860 千焦 /100 克

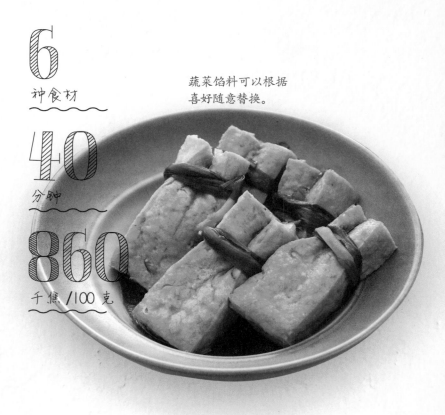

蔬菜馅料可以根据喜好随意替换。

乌鸡汤不宜做得太油腻，可适度添加些蔬菜。

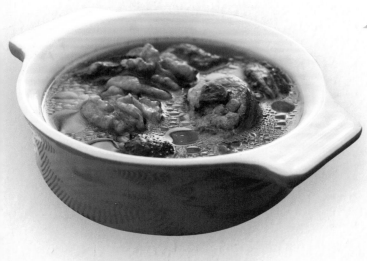

贫血孕妈妈推荐菜谱

核桃乌鸡汤

★ 原料：乌鸡半只，核桃仁 4 颗，枸杞子、葱段、姜片、料酒、盐各适量。

★ 做法：① 乌鸡洗净切块，入水煮沸，去浮沫。② 加核桃仁、枸杞子、料酒、葱段、姜片同煮。③ 水再开后转小火，炖至肉烂，加盐调味即可。

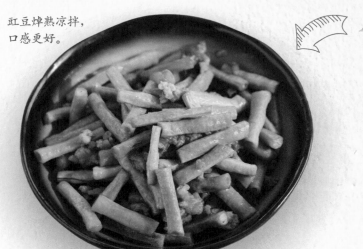

豇豆焯熟凉拌，
口感更好。

肉末炒豇豆

★ 原料：猪肉末 100 克，豇豆 300 克，酱油、白糖、盐、姜末、蒜蓉各适量。

★ 做法：① 猪肉末中加酱油、白糖、盐搅匀；豇豆洗净，切段，焯水后捞出。② 油锅烧热，倒入猪肉末翻炒，再加豇豆段、姜末、蒜蓉一起翻炒均匀。③ 炒熟后加盐调味即可。

番茄烧茄子

★ 原料：长茄子 2 个，番茄 2 个，青椒 1 个，姜末、蒜末、盐、白糖、酱油各适量。

★ 做法：① 长茄子、番茄分别洗净，切块；青椒洗净，切片。② 油锅烧热，放入姜末、蒜末炒香，再放茄子块煸炒至茄子变软，盛出。③ 另起油锅烧热，放入番茄块翻炒，加入适量盐、白糖、酱油，再倒入茄子块、青椒片继续煸炒至番茄块的汤汁全部炒出即可。

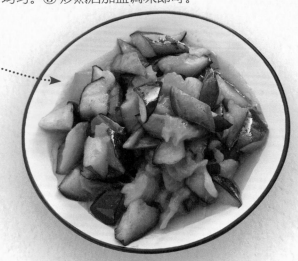

烤薯角拌荷兰豆

★ 原料：土豆 2 个，荷兰豆 100 克，芦笋 3 根，蒜末、盐、醋、白糖、橄榄油各适量。

★ 做法：① 土豆洗净，切成三角形的小块放入碗中，加盐、橄榄油，放入预热到 200 ℃的烤箱中层，烤30~40 分钟。② 荷兰豆洗净，焯熟；芦笋洗净，切段，焯熟；蒜末、盐、醋、白糖和橄榄油混合搅拌，至盐和白糖溶化，制成调料汁。③ 土豆块、荷兰豆和芦笋段放入盘中，淋上调料汁即可。

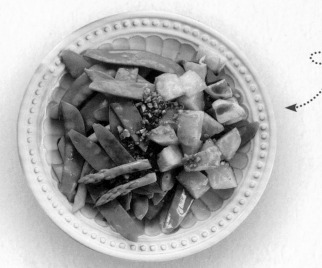

产后瘦身时间表

饮食控制体重从
产后 **6** 周开始

准备进行产后瘦身从
产后 **4** 个月开始

产后瘦身黄金期从
产后 **6** 个月开始

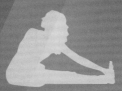

产后瘦身

产后，大多数新妈妈面对自己发胖、臃肿的身材苦恼不已，以前那个苗条、纤瘦、拥有骄人曲线的自己真的一去不复返了吗？答案当然是否定的。只要通过合理的饮食安排和适度的运动训练，既可以让新妈妈将身体调养好，又能让新妈妈不再继续胖下去，并恢复完美身材。

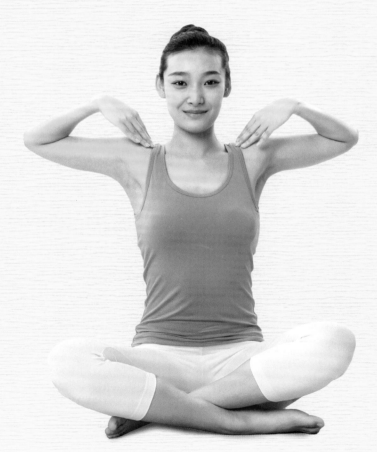

你的宝宝长什么样

从得知怀孕时开始，孕妈准爸都会好奇宝宝以后长什么样子，如今他已经在众人的期待之中降临到人间，等待已久的新妈妈和新爸爸快来看看你的宝宝吧。

新生儿的体格标准

项目	出生时	满月时	
体重	2.5~4 千克	男婴约 5.03 千克	女婴约 4.68 千克
身长	47~53 厘米	男婴约 57.06 厘米	女婴约 56.17 厘米
头围	33~34 厘米	男婴约 38.43 厘米	女婴约 37.56 厘米
胸围	约 32 厘米	男婴约 37.88 厘米	女婴约 37.12 厘米

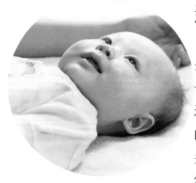

新生儿的头

出生后，新生儿的头比较大，头发多少不一定，头部奇怪的形状通常是由于分娩过程中的挤压造成的，两周后头部的形状就会变得正常了。

柔软的囟门

新生儿头上有两个软软的部位，会随着呼吸一起一伏，这就是囟门，是新生宝宝最娇嫩的地方，也是脑颅的"窗户"。后部的囟门在 6~8 周完全闭合，而前囟门也会在 1 岁左右闭合。新妈妈要注意给胎宝宝轻柔清洗囟门部位，以防感染。

嫩嫩的皮肤

新生儿的皮肤细嫩有弹性，呈粉红色，外覆有一层奶油样的胎脂。在鼻尖、两鼻翼和鼻与颊之间，常有因皮脂增积而形成的黄白色小点。胎毛于出生时已大部分脱落，但在面部、肩上、背上及骶尾骨部仍留有较少的胎毛。宝宝皮肤上也会起斑点及皮疹，但这很常见，一般几天后自动消失。

需要呵护的脐带

脐带曾是胎宝宝与母亲互相"沟通"的桥梁，通过脐静脉将营养物质传递给胎宝宝，又通过脐动脉将废物传递给母亲，通过母体排泄出去。在胎宝宝出生后，医生会将脐带结扎，新生儿将与母体脱离关系，成为一个独立的人，但是残留在新生儿身体上的脐带残端，在未愈合脱落前对新生儿来说十分重要，一定要护理好，保持干燥，避免感染、发炎。

产后坐月子要事提醒

产后的新妈妈身体很虚弱，需要通过一段时期的调养，恢复身体健康，不过坐月子需要注意的事情你真的清楚吗？让我们来看看要开启一段舒适、顺心的月子之旅都要注意些什么吧。

1 夏天别贪凉

月子期间，新妈妈的身体很娇弱，在养护期间很怕受风、受凉，新妈妈在夏天也别贪凉，要坚持穿袜子，别睡麻将席。

2 坐月子也要洗头

并不是说月子期间不能洗头，不洗头反而会使头皮毛囊被污垢堵住。新妈妈只要做好防护工作，避免着凉，水温适宜，是可以洗头的。

3 10 天后别再喝红糖水

在产后 10 天左右，排完颜色鲜红的血性恶露之后，新妈妈就别再喝红糖水了，否则会加重失血，影响恢复。

4 每天睡八九个小时

产后，新妈妈会因为喂奶、照顾宝宝而导致睡眠不好，为了保证新妈妈更好地恢复身体，新妈妈必须保证每天有八九个小时的睡眠时间。

5 保护好眼睛

新妈妈在月子里应尽量多休息，眼睛也一样需要休息，别长时间看电脑、电视及手机，也不要看强光，避免刺激流泪。

6 产后别着急化妆

新妈妈别急着化妆，因为化妆品对宝宝有刺激性，在抱宝宝、喂奶的过程中，都会刺激到宝宝。其实素颜的新妈妈也非常美。

7 产后早下床活动

顺产妈妈在产后 6 小时、剖宫产妈妈在产后 24 小时后应下床活动，以便促进宫内积血排出，减少感染概率，还可促进肠道蠕动，预防肠粘连。

8 性生活应禁止

产后，新妈妈的子宫、阴道都还没有恢复，因此新爸妈要禁止性生活，等到子宫完全恢复后，即顺产分娩后约 56 天、剖宫产后约 70 天再过性生活。

产后瘦身有技巧

产后，许多新妈妈最关心的就是瘦身了，但产后瘦身的根本目的在于健康恢复美丽体态，而不是一味地减重，因此，产后瘦身应在身体恢复良好的情况下进行，不过怎么做才能成功瘦身呢？

产后瘦身不同于一般减肥

一般减肥往往是要通过减少饮食、增强运动的方式达到减轻体重的目的，但是产后新妈妈要保证摄入充足的营养，以满足身体恢复的需要，如果是哺乳妈妈，更不能轻易减少饮食，避免因此造成新生儿和新妈妈营养不良。同时，新妈妈的身体还没有恢复到孕前，强度过大的运动或长时间运动反而不利于新妈妈的身体恢复。因此，产后瘦身应当在减少饮食热量的同时，提高自身新陈代谢，达到控制体重增长、自然恢复身材的目的。

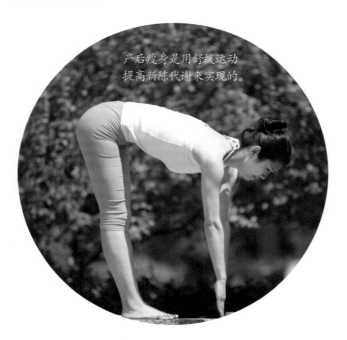

产后瘦身是用舒缓运动
提高新陈代谢来实现的。

抓住瘦身的黄金期

很多新妈妈在分娩前就开始考虑产后身材恢复的问题，待分娩后恨不得立即采取措施，让身材恢复到怀孕前。但产后新妈妈身体虚弱，需要调养，不宜立即实施减肥计划，以免给新妈妈的身体造成伤害。产后节食易造成胃下垂，而产后长时间运动可能会造成分娩时的伤口再次开裂，延缓子宫和松弛肌肉的恢复。其实，产后新妈妈最佳减肥时间是产后 6 个月。产后 6 个月内，新妈妈体内的激素水平会渐渐恢复到孕前状态，新陈代谢速率也会恢复正常，身体以及因分娩而受损的器官已恢复，渐渐进入最佳状态。此时实施减肥计划更容易成功，也更加健康。

心情不好也会增重

很多人一直以为心情不好，吃不下东西，很容易瘦下来，但其实心情不好的时候，很多毒素淤积在体内，脂肪代谢并不顺畅，热量反而容易堆积。新妈妈要注意，保持愉悦的心情，这不仅有利于新妈妈身体康复和宝宝的健康，对瘦身也非常有利。生活中，多想想宝宝长大后体贴的样子，从心中感受幸福。

母乳喂养也能消耗热量

母乳中含有多种宝宝成长所必需的营养成分，如蛋白质、乳糖、脂肪、维生素、矿物质以及有益健康的免疫蛋白等，这些均有益于宝宝的健康成长，而且，在泌乳过程中，新妈妈也会消耗大量热量，这也是母乳喂养能够瘦身的原因。

新生儿每次吃奶 30~50 毫升，按每 3 个小时就会吃 1 次计算，新妈妈每天需要泌乳 300 毫升左右，这需要消耗新妈妈大约 750 千焦热量，相当于有氧运动 30 分钟。随着宝宝长大，需要的乳汁量越来越多，哺乳妈妈每天消耗的热量也越来越多，所以说哺乳是非常好的瘦身方式。

哺乳有利于消耗大腿和手臂的脂肪

哺乳是产后减轻体重的较好方式，而且最容易减臀部和大腿部。在千百万年的进化中，人体演变出了很多现在看似奇妙的机制，比如怀孕后容易胖大腿、肚子和后背，这是身体在为分娩后哺乳积蓄力量。宝宝出生后，新妈妈正式进入哺乳期，乳汁的分泌最先消耗的就是孕期积蓄在这些部位的脂肪。

早晨喝水，养生又瘦身

新妈妈每天晨起后喝 1 杯白开水，不仅养生还能瘦身。我们在夜晚睡觉的时候，身体在排泄、呼吸的过程中消耗了体内大量的水分，在早上起床后，人的身体会处于生理性的缺水状态，所以早晨及时补充水分，对身体很有好处。

另外，早晨喝白开水可以帮助排便和排尿，将身体内的代谢物快速地清除出体内，而且还可以让皮肤变得更加光滑细腻。最重要的是，还能促进乳汁的分泌，让哺乳妈妈瘦身哺乳两不误。

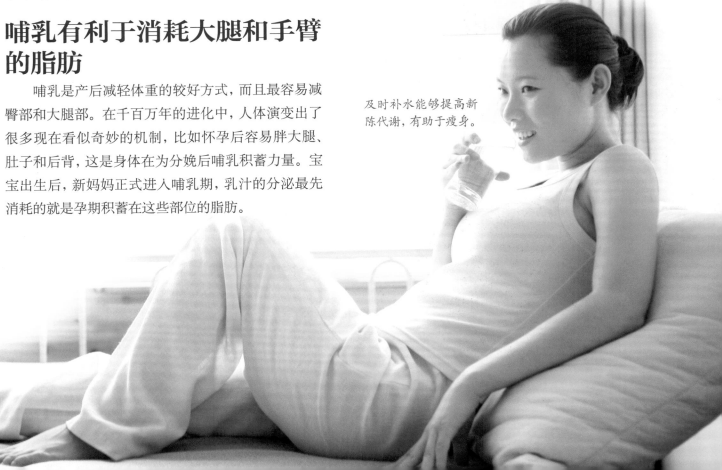

及时补水能够提高新陈代谢，有助于瘦身。

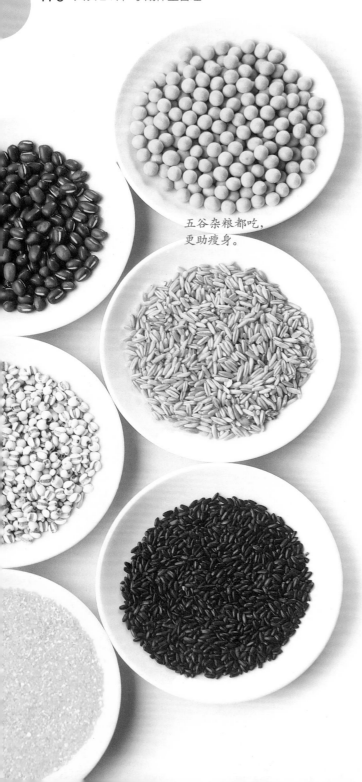

五谷杂粮都吃，
更助瘦身。

五谷杂粮饭有助于瘦身

从中国人的饮食习惯来看，米饭、馒头等碳水化合物含量高的食物确实是长胖的罪魁祸首，所以很多减肥的女性都杜绝了食物中的主食，希望以其他食物来代替，然而这种节食方法却不适合产后新妈妈。

其实，主食吃对了也可以起到减肥的效果。粗粮相对于精制米面，其中所含膳食纤维大大增加，可以增加饱腹感，减少新妈妈总热量的摄入。

家人可以将谷物、豆类等加入精米精面中，做成杂粮粥、杂粮饼等食物给新妈妈食用。不过，新妈妈也要注意，不宜食用太过粗糙、坚硬的食物，以免影响消化。

一天六餐吃不胖

有研究显示，一天吃 4 餐以上的人，比一天只吃 3 餐或少于 3 餐的人肥胖概率降低了 45%，所以新妈妈可以尝试着把一天的饮食分配一下，多吃几次。

新妈妈可以这样做：早餐、午餐、晚餐照样和家人一起吃，但进食量最好比以往减掉一半。这样做并不是让新妈妈节食，而是在保证每天食量与营养不减少的情况下，避免新妈妈多而导致营养过剩，进而长胖。这样，新妈妈在一天中任何时候感到饿了都可以再吃一点，吃的东西也不必限制于米饭或者点心，像苹果、香蕉等水果，或者红薯、牛肉、三明治、南瓜米糊都可以。

但需要注意的是，每次都不要吃得太饱，吃八分饱就好了。这样一天都不会有饥饿的感觉，也不会在一顿饭中因填不满的饥饿感而大吃特吃了。然后慢慢做到在不饿的时候坚决不吃东西。时不时吃点东西，有助于加大热量的消耗，也不利于脂肪的囤积，身体很难胖起来，而且慢慢就会变成不易变胖的体质了。

要想瘦，睡前 4 小时停止进食

　　尽管新妈妈不能节食，但是在饮食上稍微注意一些小细节，会让新妈妈的瘦身计划更容易达成，比如睡前 4 小时停止进食。

　　睡前进食，所摄入的营养就不会被当成活动能量消耗掉，会直接转化成脂肪，而且容易囤积在腹部。此外，如果食物没有及时被消化，还会影响到新妈妈的睡眠质量。睡眠期间是有效修复受损细胞、促进脂肪代谢的最佳时期。要想有完美的身材，新妈妈就必须保证高质量的睡眠，所以睡前三四个小时，最好停止进食，可将晚饭安排在晚上 7 点左右。

　　如果新妈妈因为饥饿无法入睡，也不要吃固体食物，可以适当选择流食，温热的牛奶、豆浆、蔬菜汁等都是不错的选择。而且饮用时，也不建议一口气喝完，而是尽量慢慢品味。

月子期运动要量力而行

　　新妈妈在产后适当运动，对体力恢复和器官复位有很好的促进作用，但一定要根据自身状况适量运动。有的新妈妈为了尽快减肥瘦身，就加大运动量，这么做是不合适的，大量运动或较剧烈的运动方式会影响尚未康复的器官恢复，尤其对于剖宫产的新妈妈来说，剧烈运动还会影响剖宫产伤口的愈合。再则，剧烈运动会使人体血液循环加速，使机体疲劳，运动后反而没有舒适感，不利于新妈妈的身体恢复。

运动瘦身时别忘补水

　　新妈妈由于易出汗、身体虚弱等特殊的身体状况，在运动瘦身时一定要注意补充水分，这样除了补充水分、矿物质外，也有助于提高新陈代谢。

　　首先，运动前新妈妈应该喝适量温开水；其次，运动 20~30 分钟后也要休息并补充水分，最好补充温开水，以 40~50℃ 的温开水最合适，因为这种温度的水最易由胃部流至小肠，被新妈妈吸收；另外，需要水分的多少，取决于新妈妈的运动量及四周的环境因素，比如气候、温度及阳光的强度等。

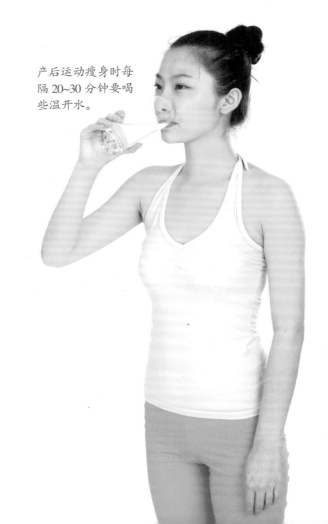

产后运动瘦身时每隔 20~30 分钟要喝些温开水。

适当运动，塑造 "S" 形身材

产后，很多爱美的新妈妈都纷纷开始运动瘦身了，但新妈妈要注意，产后瘦身应先调理好身体，再进行运动锻炼。因此，新妈妈在月子期间可以做柔软体操、伸展运动，以舒缓动作为主，严禁剧烈运动，以防影响器官恢复及手术伤口愈合。

产后恢复操：手腕练习

在产后第 1 周内，新妈妈宜多卧床休息，可在床上做一些简单的改善血液循环的运动。由于刚刚分娩，新妈妈的身体还很虚弱，在运动的选择上宜谨慎，尽量选择没有大幅度动作的运动，以微微促进血液循环为宜。

运动部位

手腕练习较简单、舒缓，可促进上肢、手部的血液循环，顺产妈妈产后第 1 天就可以做。

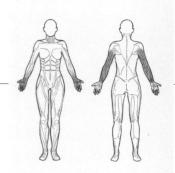

运动频率：次数不限。

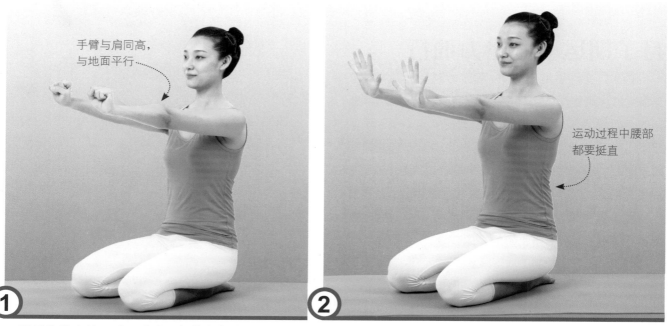

手臂与肩同高，与地面平行

运动过程中腰部都要挺直

① 双腿屈膝跪在垫子或毛毯上，保持背部向上伸展，手臂平行抬起，呼气时，双手握拳。

② 吸气时，十指张开，停留 10 秒，合拢手指，重复做 1 分钟。

产后恢复操：子宫恢复操

新妈妈分娩后，内脏需要慢慢恢复至孕前的状态，此时适当做些和缓的产后体操可以帮助新妈妈的内脏复位。

运动部位

子宫恢复操对子宫和骨盆腔的收缩有很大的助益，能有效预防子宫后位、脱垂，促进子宫回到正常的位置上，是新妈妈产后初期适合做的运动。

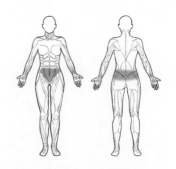

运动频率：每天早晚各1次，每次5~8组。

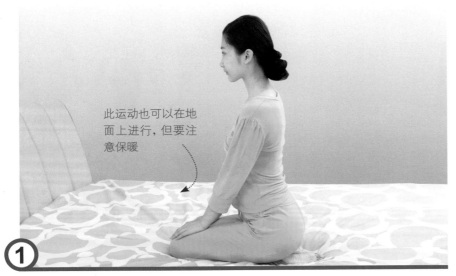

此运动也可以在地面上进行，但要注意保暖

① 在床上自然取跪姿，放松身体，保持10秒。

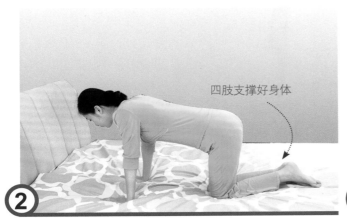

四肢支撑好身体

② 身体前倾，用双手手臂支撑身体，保持10秒。

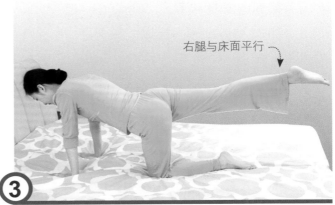

右腿与床面平行

③ 伸右腿向后高抬，保持5秒。换左腿进行，保持5秒。

产后恢复操: 骨盆倾斜操

大多数新妈妈产后都会出现腰腹部脂肪堆积, 骨盆变大、松弛的情况, 由于骨盆支撑着上半身, 如果骨盆松弛, 就要通过臀部的肌肉以及腰部的肌肉来支撑身体, 导致身材走样, 还容易发生腰痛以及肩酸等现象。所以要想保持好体形, 必须及时锻炼骨盆。

运动部位

此运动可以锻炼大腿、腹部、胯部肌肉, 帮助骨盆恢复, 让新妈妈维持好身形。

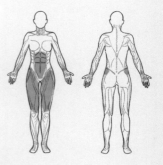

运动频率: 每天 1~3 次。

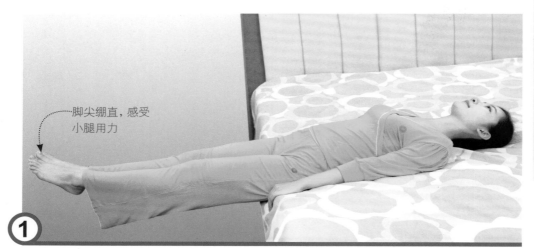

脚尖绷直, 感受小腿用力

① 靠床沿仰卧, 臀部放在床沿, 双腿挺直伸出并悬空, 双手把住床沿, 以防滑下, 保持 10 秒。

运动小贴士
做此套操时一定要注意安全, 能做到哪个程度就到哪个程度, 应循序渐进, 不要盲目追求动作标准。

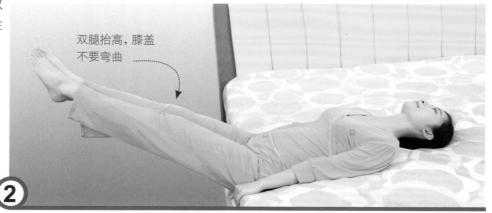

双腿抬高, 膝盖不要弯曲

② 双腿合拢, 膝盖不要打弯, 慢慢向上举起。

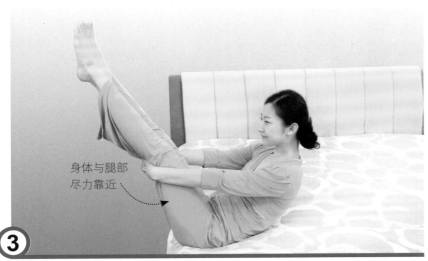

身体与腿部
尽力靠近

③

双腿举至身体上方时，双手扶住双腿，使之靠向腹部，
双膝保持伸直，保持 5 秒。

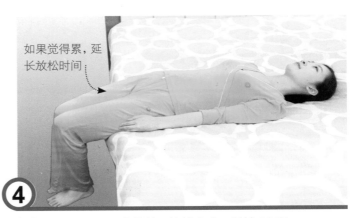

如果觉得累，延
长放松时间

④

慢慢放下双腿，双脚着地，放松全身，保持 10 秒。

动一动，缓解腿部不适

○压球提胯 1
仰卧，双腿放在健身球上做腹式呼吸。

○压球提胯 2
吸气的同时臀部抬起，保持 5 秒，放松，臀部下落。

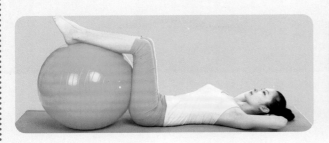

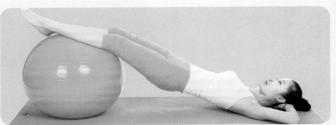

产后恢复操：虎式平衡

产后 6 个月后，新妈妈在身体恢复得不错的前提下，可以做一些强度稍大的瘦身运动，强度应缓慢增加。

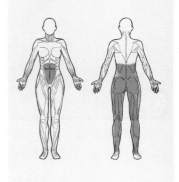
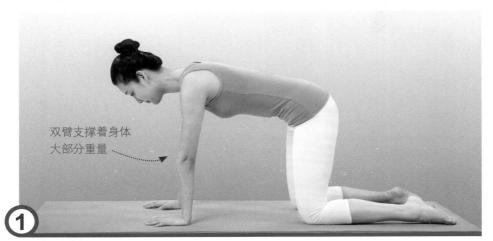

① 双臂支撑着身体大部分重量

两膝跪地与肩同宽，小腿和脚背尽量贴在地面上，大腿与小腿成 90°。俯身向前，手掌着地，指尖向前，手臂垂直于地面，脊椎与地面平行。

运动小贴士

此运动强度稍大，因此，新妈妈不要过早进行练习，一定要在身体恢复之后再进行。

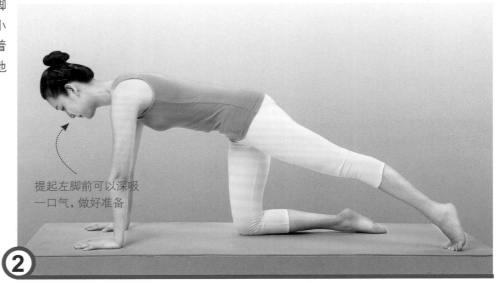

② 提起左脚前可以深吸一口气，做好准备

将左腿向后伸直，脚跟提起，脚尖着地，注意保持平衡。

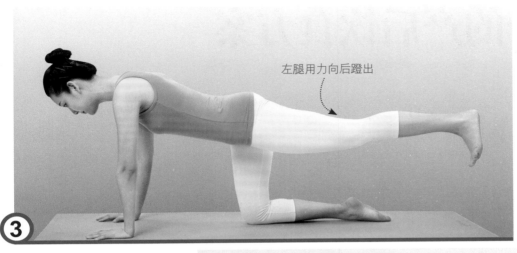

左腿用力向后蹬出

吸气时，将左腿有力量地平稳抬起至与地面平行，左脚尖向大腿方向勾起。

③

保持好平衡，接着将右臂抬起，平行于地面，眼睛平视前方。呼气时，肚脐要向上提起，不要塌腰，保持 20~30 秒，换另一侧进行相同动作。

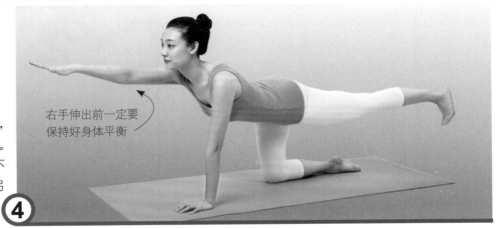

右手伸出前一定要保持好身体平衡

④

动一动，缓解腹部不适

○ 提臀运动 1
仰卧，双手自然平放，双膝弯曲，张开与肩同宽，保持 15 秒。

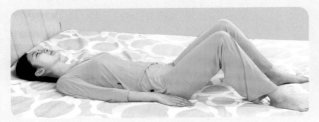

○ 提臀运动 2
用力将臀部抬离床面，并紧缩肛门保持 10 秒后放下，调整呼吸。

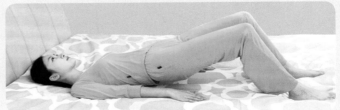

营养瘦身的产后饮食方案

大部分新妈妈都会出现产后肥胖的现象，为了恢复孕前的好身材，新妈妈可从产后开始进行饮食控制，吃些低热量、高营养的食物。

红豆冬瓜粥

★ 原料：大米 30 克，红豆 20 克，冬瓜、白糖各适量。

★ 做法：① 红豆和大米洗净，泡发；冬瓜去皮，切片。② 在锅中加适量清水，用大火烧沸后，放入红豆和大米，煮至红豆开裂，加入冬瓜片同煮。③ 熬至冬瓜呈透明状，加白糖即可。

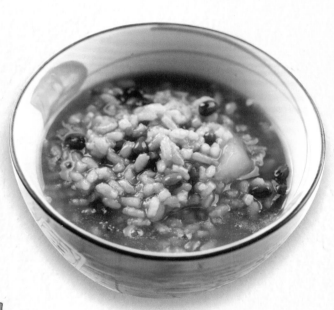

2 种食材

15 分钟

140 千焦 /100 克

菠菜有助于补血，适合产后贫血的新妈妈食用。

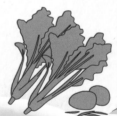

贫血新妈妈推荐菜谱

菠菜魔芋汤

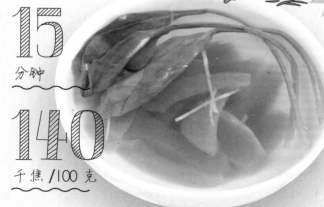

★ 原料：菠菜 100 克，魔芋 150 克，姜丝、盐各适量。

★ 做法：① 菠菜洗净；魔芋洗净，切成条，用热水煮 2 分钟去味，沥干。② 锅内加清水、魔芋条、姜丝一同用大火煮沸。③ 下入菠菜，转中火煮至菠菜熟软，加盐调味即可。

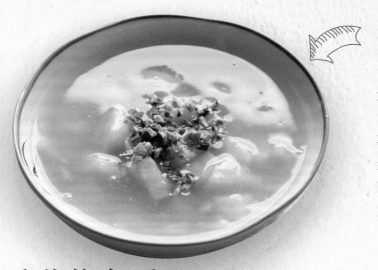

红薯山楂绿豆粥

★ 原料：红薯 100 克，山楂 10 克，绿豆粉 20 克，大米 30 克，白糖适量。

★ 做法：① 红薯去皮洗净，切成小块；山楂洗净，去子切末。② 大米洗净后放入锅中，加适量清水用大火煮沸。③ 加入红薯块再次煮沸，改用小火煮至粥将成，加入绿豆粉，煮至粥熟透，加白糖拌匀，撒上山楂末即可。

冬瓜热量低，是产后瘦身佳品。

香菇烧冬瓜

★ 原料：香菇 5 朵，冬瓜 500 克，水淀粉、姜片、葱段、酱油、盐、白糖各适量。

★ 做法：① 冬瓜去皮，切成片；香菇去蒂，洗净，切片，用开水焯熟。② 油锅烧热后放入姜片、葱段炒香，放入冬瓜片，煸炒片刻，加适量水、酱油。③ 放入香菇片，略炒，然后加盐、白糖，用水淀粉勾芡即可。

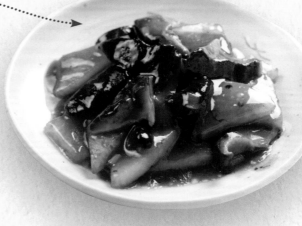

海带烧黄豆

★ 原料：海带 80 克，黄豆、红椒丁各 30 克，盐、葱末、姜末、水淀粉、高汤、香油各适量。

★ 做法：① 将海带洗净，切丝；黄豆洗净，浸泡 2 小时。② 把海带丝和黄豆分别焯透，捞出。③ 油锅烧热，用葱末、姜末煸出香味，放入海带丝煸炒，然后加适量高汤，放入黄豆。④ 加入盐，小火烧至汤汁快收干时，加入红椒丁，用水淀粉勾芡，淋入香油即可。

丝瓜虾仁糙米粥

★ 原料：丝瓜 50 克，虾仁 40 克，糙米 60 克，盐适量。

★ 做法：① 将糙米清洗后加水浸泡 1 小时。② 将糙米、虾仁洗净一同放入锅中，加入适量水，用中火煮 15 分钟成粥状。③ 丝瓜洗净，切条，放入已煮好的粥内，煮六七分钟，加盐调味即可。

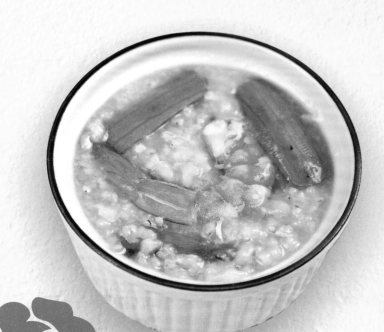

3
种食材

15
分钟

134
千焦/100 克

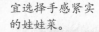

宜选择手感紧实的娃娃菜。

高汤娃娃菜

★ 原料：高汤 200 毫升，娃娃菜 200 克，香菇 2 朵，青红椒碎、盐、香油各适量。

★ 做法：① 将娃娃菜洗净，叶片分开，切条；香菇洗净，切碎。② 高汤倒入锅中，煮开后放入娃娃菜。③ 高汤再次煮沸时，放入香菇碎、青红椒碎，淋入香油，最后加盐调味即可。

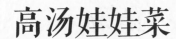

腐竹拌黄瓜

★ 原料：腐竹 50 克，黄瓜半根，花椒、干辣椒碎各适量。

★ 做法：① 腐竹用温水泡开，切段；黄瓜洗净切片。② 锅中放入适量清水，水沸后把腐竹放入锅中，焯烫熟。③ 腐竹段、黄瓜片放入碗中。④ 油锅烧热，将花椒、干辣椒碎爆香，趁热浇入碗中即可。

2
种食材

10
分钟

370
千焦/100克

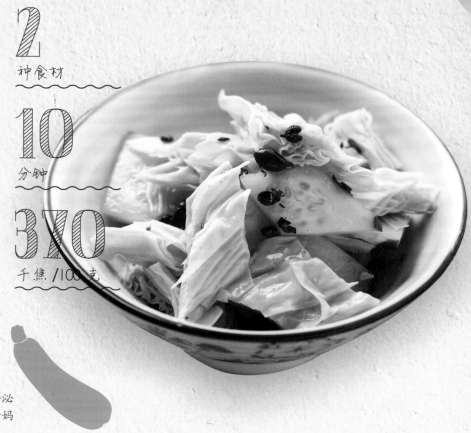

西葫芦有促进胰岛素分泌的功效，患糖尿病的新妈妈可常吃。

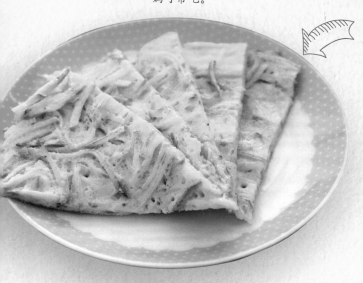

西葫芦饼

★ 原料：面粉 100 克，西葫芦 80 克，鸡蛋 2 个，盐适量。

★ 做法：① 鸡蛋打散，加盐调味；西葫芦洗净，擦丝。② 西葫芦丝放进蛋液里，加入面粉和适量水，搅拌均匀成面糊。③ 油锅烧热，将面糊放进去，煎至两面金黄，盛出晾凉，切块盛盘即可。

3
种食材

5
分钟

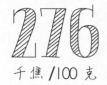
276
千焦 /100 克

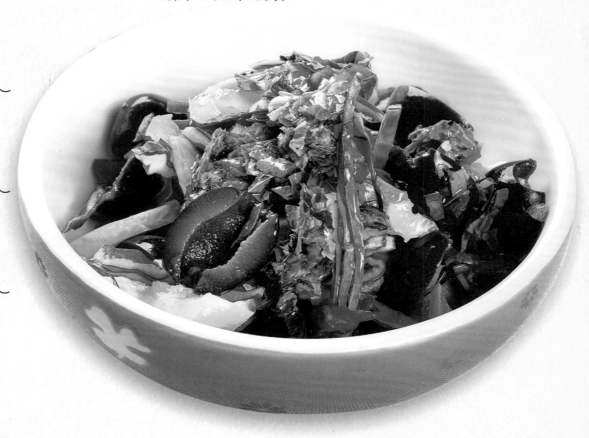

紫甘蓝沙拉热量低，新妈妈
晚餐食用可以有效瘦身。

紫甘蓝沙拉

★ 原料：紫甘蓝 50 克，柠檬半个，黑橄榄、薄荷叶、盐、橄榄油各适量。

★ 做法：① 紫甘蓝洗净，切成细丝；黑橄榄切片；薄荷叶洗净切成碎末。② 取一小碗，放入橄榄油、盐，撒入薄荷叶末，挤入柠檬汁，拌匀成酱汁。③ 柠檬洗净，切丝，放入盘中，上面放上紫甘蓝丝、黑橄榄片，倒入酱汁，搅拌均匀即可。

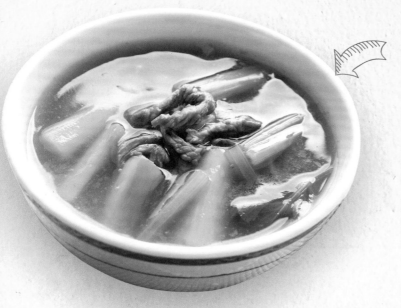

芹菜竹笋汤

★ 原料：芹菜 100 克，竹笋、猪瘦肉丝、盐、酱油、淀粉、高汤各适量。

★ 做法：① 芹菜洗净，切段；竹笋洗净，切丝；猪瘦肉丝用盐、淀粉、酱油腌约 5 分钟备用。② 高汤倒入锅中煮开后，放入芹菜段、竹笋丝，煮至芹菜段软化，再加入猪瘦肉丝。③ 待食材熟透后加入盐调味即可。

这道低热量素食能给孕妈妈补充植物蛋白。

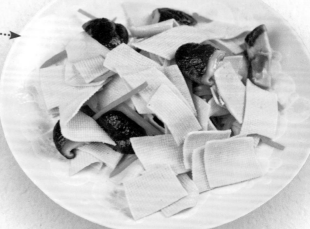

炒豆皮

★ 原料：豆皮 1 张，香菇 3 朵，胡萝卜半根，香油、姜片、盐各适量。

★ 做法：① 香菇洗净，切片；胡萝卜洗净，切丝；豆皮切块。② 将香油烧热，爆香姜片，再放入豆皮块、胡萝卜丝、香菇片，翻炒至熟，加盐调味即可。

红豆饭

★ 原料：红豆 30 克，大米 40 克。

★ 做法：① 红豆洗净，浸泡一夜，再将浸泡的水倒掉，用清水冲洗红豆几遍。② 锅中放入适量水，再放入红豆，煮至八成熟。③ 把八成熟的红豆和汤一起倒入淘洗干净的大米中，蒸熟即可。

附录　孕期营养不长胖的食材

选择一些低热量、高营养的食物，会让孕妈妈在控制体重时事半功倍。既不用担心营养问题，也不用担心体重飙升。

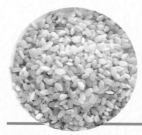

糙米
增加饱腹感

糙米含有丰富的膳食纤维，有助于体内毒素排出，并且能够增加饱腹感，避免孕妈妈摄入过多热量而导致长胖。

竹荪
减少脂肪堆积

竹荪所含糖类以半乳糖、葡萄糖等为主，能够给孕妈妈快速提供热量，而且竹荪属于碱性食物，能降低体内胆固醇，减少腹壁脂肪堆积。

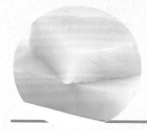

魔芋
低脂食物

魔芋是一种低脂、低糖、无胆固醇的食物，并且含有优质膳食纤维，食用后有饱腹感，可减少孕妈妈摄入食物的量，并帮助身体消耗多余脂肪，有利于控制体重，达到瘦身的效果。

紫菜
瘦身去水肿

紫菜含有丰富的膳食纤维及矿物质，可以帮助孕妈妈排出体内堆积的废物以及积聚的水分，有去水肿、辅助瘦身的效果。

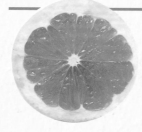

西柚
低热量水果

西柚的热量较低，孕妈妈食用不用担心发胖，而且西柚含有丰富的钾，有助于减少下半身的脂肪和水分积聚，还有预防孕期水肿的作用。

豌豆
促进脂肪代谢

豌豆含铜、铬等微量元素较多，铜有利于造血以及骨髓的健康；铬有利于糖和脂肪的代谢，有益于维持胰岛的正常功能，是孕妈妈提高代谢、消耗脂肪的不错食材。

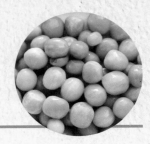

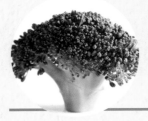

西蓝花
低热量食材

西蓝花富含膳食纤维、硫代葡萄糖苷，不仅有助于控制脂肪吸收，而且其含水量高、热量低，可保证孕妈妈在充分摄取营养的同时不会摄入过多热量，避免了脂肪堆积。

芹菜
消耗多余热量

芹菜是一种理想的绿色减肥食物，因为芹菜热量低，富含膳食纤维，孕妈妈吃后，在消化过程中会消耗多于食材本身的热量。

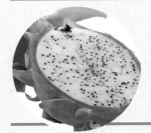

火龙果
减少脂肪的吸收

火龙果含有丰富的膳食纤维，既能增加饱腹感，又能包裹肠胃中的食物，减少人体对脂肪的吸收，从而达到控制体重的目的。

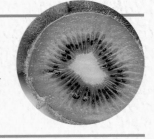

猕猴桃
促进脂肪分解

猕猴桃富含维生素 C、膳食纤维，可以促进脂肪分解，有助于预防脂肪堆积，是孕妈妈预防肥胖的好食材。

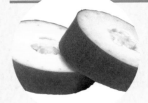

冬瓜
预防脂肪形成

冬瓜是瘦身蔬菜，不仅因为它可轻身利水，还因为它含有一种抑制脂肪转化过程的成分，可以帮助孕妈妈轻松、自然地管理体重。

图书在版编目（CIP）数据

只长 24 斤：孕期体重管理 / 杨虹主编 . -- 南京：江苏凤凰科学
技术出版社，2018.2
（汉竹·亲亲乐读系列）
ISBN 978-7-5537-3657-0

Ⅰ.①只… Ⅱ.①杨… Ⅲ.①妊娠期－妇幼保健－基本知识 Ⅳ.
① R715.3

中国版本图书馆 CIP 数据核字（2017）第 215038 号

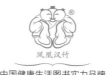

中国健康生活图书实力品牌

只长 24 斤 孕期体重管理

主　　编	杨　虹	
编　　著	汉竹	
责 任 编 辑	刘玉锋　张晓凤	
特 邀 编 辑	李佳昕　魏　娟　张　欢	
责 任 校 对	郝慧华	
责 任 监 制	曹叶平　方　晨	

出 版 发 行	江苏凤凰科学技术出版社
出版社地址	南京市湖南路 1 号 A 楼，邮编：210009
出版社网址	http://www.pspress.cn
印　　刷	南京精艺印刷有限公司

开　　本	715 mm × 868 mm　　1/12
印　　张	16
字　　数	120 000
版　　次	2018 年 2 月第 1 版
印　　次	2018 年 2 月第 1 次印刷

标 准 书 号	ISBN 978-7-5537-3657-0
定　　价	49.80 元

图书如有印装质量问题，可向我社出版科调换。